屈光性白内障手术系列

双通道客观视觉质量分析的临床实践

Clinical Practice of
the Double-pass Optical Quality Analysis in Cataract

主编 俞阿勇

编者（以姓氏拼音为序）

乔利亚（首都医科大学附属北京同仁医院）

王勤美（温州医科大学附属眼视光医院）

俞阿勇（温州医科大学附属眼视光医院）

编写秘书

潘安鹏（温州医科大学附属眼视光医院）

人民卫生出版社

图书在版编目（CIP）数据

双通道客观视觉质量分析的临床实践/俞阿勇主编. —北京：
人民卫生出版社，2017

（屈光性白内障手术系列）

ISBN 978-7-117-24877-8

Ⅰ. ①双… Ⅱ. ①俞… Ⅲ. ①白内障 – 诊断 Ⅳ. ①R776.104

中国版本图书馆 CIP 数据核字（2017）第 182236 号

人卫智网	www.ipmph.com	医学教育、学术、考试、健康，购书智慧智能综合服务平台
人卫官网	www.pmph.com	人卫官方资讯发布平台

双通道客观视觉质量分析的临床实践

主　　编：俞阿勇

出版发行：人民卫生出版社（中继线 010-59780011）

地　　址：北京市朝阳区潘家园南里 19 号

邮　　编：100021

E - mail：pmph @ pmph.com

购书热线：010-59787592　010-59787584　010-65264830

印　　刷：廊坊一二〇六印刷厂

经　　销：新华书店

开　　本：710×1000　1/16　印张：7

字　　数：129 千字

版　　次：2017 年 9 月第 1 版　2024 年 9 月第 1 版第 3 次印刷

标准书号：ISBN 978-7-117-24877-8/R · 24878

定　　价：88.00 元

序

　　基于双通道技术的客观视觉质量分析正日益引起眼科界的关注。该评价系统测量的是一个面上的所有光学特征,综合了散射、像差和衍射的影响,获得最接近真实的点扩散函数,是目前可应用于临床的对视觉质量进行客观、全面、量化评价的系统。白内障手术前后的客观视觉质量评价是双通道客观视觉质量分析系统的重要临床应用之一。双通道客观视觉质量分析系统在一定程度上克服了以往波前像差仪因忽略了散射和衍射的作用而高估视网膜成像质量的问题,能更综合、全面地客观分析白内障病人的视觉质量,在白内障病人视觉质量评价方面具有独特优势。目前,双通道客观视觉质量分析系统在国内外的应用日益广泛,越来越多的眼科医疗单位引进该系统并将其应用于临床实践,特别是在白内障领域,相关研究结果不断涌现。

　　俞阿勇教授团队是国内率先应用双通道客观视觉质量分析系统的团队之一,开展了相关的科学研究和临床应用,研究结果发表于 *Investigative Ophthalmology & Visual Science* 等权威眼科期刊,对于双通道客观视觉质量分析系统在白内障临床实践方面也积累了丰富的临床资料和经验。本书对双通道客观视觉质量分析系统主要参数及其意义做了系统性的梳理,介绍了各检查模式的操作步骤、注意事项等,便于眼科医疗单位开展临床应用。同时,本书分享了丰富的典型病例和详细诊疗思路,图文并茂,并结合国内外研究结果,得出一定的结论,指导临床实践。

　　基于双通道技术的客观视觉质量分析在白内障手术向屈光性白内障手术转变的过程中具有重要价值。本书的出版将为眼科同道们临床应用双通道客观视觉质量分析系统提供参考,有助于形成标准规范的临床实践,从总体上进一步提升我国在该领域的临床和学术水平,为广大病人谋福祉。

王宁利

2017 年 5 月

前　言

　　基于双通道技术的客观视觉质量评价可量化分析眼内散射和光学像差对人眼的综合影响，具有客观、快速、重复性好等特点，正越来越多地被应用于眼科疾病诊治相关的视觉质量评价，尤其在白内障临床方面，该评价系统反映了直接影响视网膜像质的正向散射，比其他评价系统(如裂隙灯、波前像差检查仪)更真实地还原出白内障引起的视觉干扰，使眼科医师检查结果更接近病人主观症状，缩小了主观与客观评价结果之间的差距，具有良好的临床应用价值和前景。视觉质量是屈光性白内障手术的天然追求，因此视觉质量的客观综合评价对屈光性白内障手术具有重要意义。在传统白内障手术向屈光性白内障手术转变的过程中，基于双通道技术的客观视觉质量评价尤其具有特殊的重要价值。

　　本团队于 2011 年在国内介绍和引进基于双通道技术的客观视觉质量评价，开展了一些前期研究和临床工作。在与眼科同道分享交流过程中，我们发现目前缺乏系统全面介绍双通道客观视觉质量分析在白内障临床实践的相关著作，眼科同道们在临床应用时亦缺乏系统的参考书籍，更谈不上标准化。我们决心尝试对国内外双通道客观视觉质量分析领域的相关研究和实践做系统的梳理，结合本团队的临床实践，总结成书出版。

　　本书介绍了双通道客观视觉质量分析系统的原理、主要参数及其意义、检查模式及操作步骤，重点聚焦双通道客观视觉质量分析在屈光性白内障手术临床实践的应用，包括白内障术前视觉质量评价、手术时机的选择、术后视觉预测、医患沟通、术后视觉质量评价等方面。为了集学术性、实用性于一身，本书以"典型病例 + 诊疗思路"的体例来阐述双通道客观视觉质量分析在白内障的临床应用，同时制作成"口袋书"的版式，便于临床工作中的携带和查阅，希望成为广大眼科医务工作者临床诊疗中的重要工具书。

　　基于双通道技术的客观视觉质量评价在眼科临床中需要一个实践、探索、总结、完善的过程。囿于个人学识水平和编撰时间，本书难免存在局限性，敬请同道们提出宝贵意见，使我们的工作能有更好的改进。

　　在本书的编撰过程中，我的研究生(以姓氏拼音为序)蔡和协、林博、王嘉鹤、汪绛擎、温丽金、徐依、杨静梅、叶贝、赵宇涵付出了辛勤劳动，在此向他们表示深深的谢意!

希望本书的出版能够增进眼科同道的交流,更好地让基于双通道技术的客观视觉质量分析服务于白内障临床实践,进一步提升我国在该领域的临床和学术水平,以造福广大病人!

俞阿勇

2017 年 5 月

目　录

第 一 章

屈光性白内障手术时代的视觉质量

第一节　白内障手术理念的转变

随着白内障手术的发展,手术技术和设备以及人工晶状体(intraocular lens,IOL)的材料和设计取得了长足进步,手术的安全性和有效性明显提高。这促使人们的白内障手术理念发生了转变,在治疗时综合考虑视觉器官的生物特性和光学特性,从复明性白内障手术重点关注感染、后发性白内障等生物器官问题转变到了屈光性白内障手术(refractive cataract surgery)的同时追求视觉质量这一光学器官特性。

屈光性白内障手术综合考虑了病人的眼部病变、角膜光学特性和视觉需求,通过充分的术前评估、准确的生物测量、合理的 IOL 选择以及适当的联合手术,在去除晶状体混浊的同时,实现人眼光学系统的重建和优化,可根据病人实际情况个性化地矫正近视 / 远视、散光、高阶像差、甚至老视。屈光性白内障手术后视觉质量最佳化,提高了术后脱镜率和满意度,最终提升白内障病人的术后生存质量。

屈光性白内障手术的理念被付诸于临床实践,正日益被接受,也正在改变着一些传统的观念和做法。例如在手术时机方面,复明性白内障手术出于手术安全性和有效性的考虑,在从视觉质量方面确定手术时机时往往侧重考虑病人的术前视力是否明显下降,而忽视了白内障的其他视觉干扰症状,因此手术时机的选择通常偏向于保守,导致部分需要白内障手术的患者不能及时施行手术,长期被视觉质量下降所困扰,影响生活质量。得益于目前白内障手术安全性和有效性的提高,屈光性白内障手术能够在考虑病人的视力、晶状体混浊程度等传统指标的同时,综合考虑其他视觉干扰症状和病人的视觉需求,使得手术时机在部分病人中可以适当提前。例如对于一些视觉干扰和主观症状明显的早期白内障病人,经过全面的术前评估,可以实施屈光性白内障手术并有望获得良好的术后效果。此外,屈光性白内障手术极大程度地保障了术后良好的视力预后。在此基础上,除了视力之外的其他术后指标,例如波前像差

1

等客观视觉质量指标、对比敏感度、脱镜率、满意度以及生存质量等日益受到重视。这些主客观指标有利于手术疗效的综合评价,进而反过来促进术前手术方案的个性化设计,最终提高术后的视觉质量。

正是由于屈光性白内障手术具有上述手术安全性和有效性方面高要求的特点,毋庸讳言,目前在视觉质量评价、人工晶状体优选、手术方案精准实施等方面尚存在许多挑战。下文以白内障的视觉质量评价为例,以期抛砖引玉,为屈光性白内障手术在国内临床顺利开展提供参考,以造福广大病人。

第二节　屈光性白内障手术的视觉质量评价

视觉质量是对人眼视觉系统在光学成像与神经处理方面的特征和特性的描述,其所评价的内容远不止单纯的视力,临床上常用的评价指标包括视力、对比敏感度、对比度视力、问卷调查、波前像差以及客观视觉质量相关参数等。

人眼的视觉质量与两方面因素相关。一方面是视网膜像质相关的眼球光学功能,另一方面是人眼视觉的神经功能,即对视网膜像做相应的传递还原处理的高级神经功能,对于后者,目前临床上尚缺乏灵敏、特异、定量的客观评价方法。因此,目前临床上人眼视觉质量的评价主要集中在视网膜像质相关的眼球光学功能评价。

根据白内障不同阶段的混浊特点或对视功能的损害程度,对病人的视觉质量相关参数进行定性或定量测量,其结果可用于临床治疗措施的决策、临床试验结果的比较、流行病学调查、白内障危险因素分析以及白内障治疗药物效果评价等。目前,临床上应用的白内障病人视觉质量评价方法可分为主观方法和客观方法两大类。

一、主观方法

主观方法即以受试者为"主"配合完成的检查方法,其检查结果可随受试者意愿与配合的不同而变化。视觉质量评价的主观方法包括视力、对比敏感度、对比度视力等视功能相关参数,以及视功能指数量表 -14(visual function index-14,VF-14)等调查问卷。

（一）视力

视力检查是最常见的主观评价方法,传统的视力表视标是黑白分明的,只有大小的差异而无明暗的变化,只能检测在 100% 的背景对比(白底黑字)下受试者识别最小视标的能力,并不能检测低对比度下的识别能力。

（二）对比敏感度

对比敏感度检查是形觉功能的定量检查,通过改变视标正弦光栅条纹的对比度、照明度或空间频率,检测受试者在不同对比度下识别物体的能力。正弦条栅越粗,空间频率越低;条栅越细,空间频率越高。一对明暗条栅称为一周（circle），并以每度视角所含的周数代表空间频率，单位是周/度（circles/degree，c/deg，或 cpd）。每一空间频率均有对比度阈值，在同一空间频率，人所能识别的最小对比度称为对比敏感度阈值，阈值的倒数即为对比敏感度（contrast sensitivity，CS）。若以空间频率为横轴，以对比敏感度为纵轴，将各空间频率的对比敏感度连成一条曲线，则为对比敏感度函数（contrast sensitivity function，CSF），也称对比敏感度曲线（contrast sensitivity curve，CSC）。正常人对中频区的对比敏感度较高，对低、高频区的对比敏感度较低，CSF 为一倒 U 形曲线（图 1-2-1）。高频区主要反映视敏度情况，中频区较为集中地反映视觉对比度和中心视力综合情况，低频区主要反映视觉对比度情况。

在检查对比敏感度时如果增加眩光源，可以检测杂射光在眼内引起光散射而使视网膜像对比度下降所引起的对比敏感度下降效应，即眩光敏感度（glare sensitivity，GS）。对白内障病人，由于眩光源的存在，散射光线会使得所测量的对比敏感度出现不同程度的下降，即对于同一名白内障病人，其眩光敏感度曲线比对比敏感度曲线下降，其中以低频区尤为明显。由于对比敏感度和眩光敏感度同时包含了空间频率和对比度的变化，可以更加灵敏、全面地反映病人的视功能状态，能够定量评价白内障病人的视觉功能受损程度及手术对病人视功能状态改善的程度，是医师确定手术时机的一个参考依据。

有研究显示，视力在 4.7（0.5）以上的早期老年性白内障病人，术前对比敏感度和眩光敏感度各空间频率明显下降，术后均恢复至正常范围。视力尚好[矫正视力为 4.9~5.1（0.8~1.2）]的后发性白内障病人，其对比敏感度及眩光敏感度均已下降，Nd:YAG 激光切开晶状体后囊膜后，视力虽无明显提高，但对比敏感度和眩光敏感度均恢复正常。通过研究不同 IOL 的对比敏感度可完善

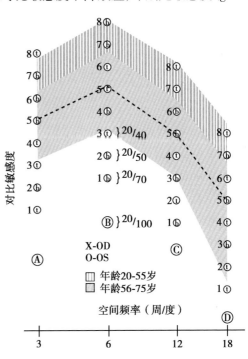

图 1-2-1　对比敏感度结果记录表

图中横轴为空间频率，纵轴为对比敏感度，将各空间频率下测量的对比敏感度连成一条曲线则为对比敏感度函数（contrast sensitivity function，CSF）。阴影部分示不同年龄段（20~55 岁：灰色条纹；56~75 岁：纯灰色）CSF 的正常范围，正常人对中频区的对比敏感度较高，对低、高频区的对比敏感度较低，CSF 为一倒 U 形曲线（黑色虚线）

IOL 设计。研究显示植入多焦点人工晶状体术后 3 个月与术后 1 周相比,对比敏感度普遍提高,尤以高频提高明显,但仍低于单焦点人工晶状体。随时间推移,病人经过一段选择性适应过程,逐步适应了多焦点人工晶状体,术眼对比敏感度在一定程度上得以恢复。然而,对比敏感度测量大多数视标是不可读的条栅,其测量依赖于病人的主观判断,对病人配合度要求高,结果准确性和可重复性差,临床应用受局限。

(三) 对比度视力

对比度视力是指在特定对比度下所测量的受试者的视力,其原理是每次保持对比度不变,而改变空间频率,从而检查不同对比度下人眼分辨视标的能力。普通视力表视标的对比度是 100%,并不能真实反映日常生活中不同对比度条件下人眼分辨视标的能力。相比较而言,使用不同对比度视标所测得的视力能更全面地反映人眼在日常生活中的视力,临床上常用的对比度有100%、20%、9%,可分别反映受试者在白天、黄昏、夜晚的对比度视力。

(四)调查问卷

包括视功能指数量表 -14 等调查问卷。

主观性的本质特点决定了主观方法在评价白内障的视觉质量时往往不同程度地存在费时低效、自身偏差以及检查者间偏差等问题。

二、客观方法

为了克服上述主观方法的固有问题,对白内障病人视觉质量的客观评价日益受到重视。屈光性白内障手术的手术时机比复明性白内障手术提前,临床上遇到的早期白内障患者可能存在视力、晶状体混浊程度与病人的主观症状不相符的情况。此时,视觉质量的客观评价则显得尤为重要。术前视觉质量的客观评价为手术提供客观依据,有助于手术时机的合理选择。因此临床亟需客观、准确、综合的术前视觉质量评价方法。目前常用的客观评价方法包括波前像差检查和双通道客观视觉质量分析。

(一) 波前像差检查

波前像差是实际波阵面与理想无偏差状态下的波阵面之间的光程偏差。理想光学系统成像要求是:①点状物形成点状像;②所有像点都在垂直于光轴的同一平面上;③像与物相似,各点对应都有相同的比例;④不论物点所发出的光含有多少不同波长的复色光,都应成像在同一点上。

几乎所有的光学系统都存在像差,人眼也不例外。人眼波前像差主要来源于:①角膜和晶状体的表面不理想,其表面曲率存在局部偏差;②角膜、瞳孔和晶状体不同轴;③角膜、晶状体以及玻璃体的内含物质不均匀,使折射率有局部偏差;④人眼屈光系统对各种色光(不同波长)的折射率不同,因而不可避免地出现色差;⑤泪膜的影响。

这些结构上的特点使得经过上述部位的光线偏离了理想光路,导致物点在视网膜上所成的像不是一个理想的像点,而是一个发散的光斑,其结果是视网膜成像对比度下降,视觉模糊。

目前常用 Zernike 多项式来表达波前像差,人眼像差一般表达有 7 阶 35 项,分为低阶像差和高阶像差,以低阶像差为主,高阶像差只占总像差的 5% 左右。低阶像差指第 1、2 阶像差,X 轴、Y 轴倾斜、离焦、散光,均属低阶像差。高阶像差指第 3 阶及以上的像差,球差、彗差、三叶草像差等均属高阶像差。

波前像差客观测量分析作为一种客观评价方法,已被广泛应用于角膜屈光手术的术前评估、术中引导以及术后评价。其测量原理是通过采集实际像点与理想矩阵的位置差异计算波前像差以模拟视网膜成像,间接推导出点扩散函数,再对点扩散函数进行分析得到调制传递函数等视觉质量参数。

波前像差仪检查结果主要取决于视网膜反射情况,像差仪激光光源中的小斑点、黄斑部被照亮的程度以及质量也会限制波前像差仪检测的准确性。对于白内障而言,混浊的晶状体或者植入的人工晶状体本身会导致杂散光,波前像差检测可能会受其影响。

(二)双通道客观视觉质量分析

近年来,一种基于双通道技术的客观视觉质量评价方法受到广泛关注。该方法能够量化眼内散射和光学像差对人眼的综合影响,直接测量并获得客观视觉质量相关参数,如客观散射指数和调制传递函数。该测量方法具有客观、快速、重复性好等特点,其临床应用方面包括角膜炎、葡萄膜炎、各种角膜屈光手术以及各类型 IOL 植入术后的视觉质量评价。

白内障术前的客观视觉质量评价是其另一重要临床应用。与其他评价方法相比,基于双通道技术的测量结果包含了直接影响视网膜像对比度的正向散射,更能反映白内障引起的主观视觉干扰,使眼科医师检查结果更接近病人主观症状。

在临床研究中,Artal 等基于客观散射指数值对观察对象的晶状体核性混浊进行分级,客观散射指数小于 1.0 为正常眼,1.0~4.0 之间为早期白内障,4.0~7.0 之间为进展期白内障,大于 7.0 为成熟期白内障。将该分级方法与晶状体混浊分类系统Ⅲ(lens opacities classification system Ⅲ,LOCS Ⅲ)核分级进行比较,发现两者之间具有 75% 的一致性(其中早期白内障一致性为 84%)。Cabot 等研究了客观散射指数与 LOCS Ⅲ 分级、最佳矫正视力、主观视觉质量(视觉质量调查问卷)之间的相关性,发现客观散射指数与核性白内障以及后囊膜下性白内障的严重程度相关,可用于正常眼及白内障眼的客观鉴别。由于客观散射指数的客观性以及对早期白内障的敏感性,有研究尝试确定客观散射指数的临界值以指导白内障手术时机的选择。Filgueira 等运用 ROC 曲线(receiver operating characteristic curve)分析得出核性白内障病人的非手术组与手术组(视

力 >4.8)之间客观散射指数的区分标准为 2.1。笔者初步提出了国人的正常参考值建议，并提出客观散射指数≥3.0 可作为潜在的白内障手术指征应用于临床。

基于双通道技术的客观视觉质量分析由于其客观性以及较高的敏感性，在评价晶状体混浊时具有一定的优势，对于屈光性白内障手术具有很好的应用前景。目前临床上对于客观散射指数指导手术时机选择的研究仍在继续，尚无统一的标准，未来需要大样本量且结合术后视功能预后数据来进一步研究。

三、主、客观检查方法的比较

在双通道客观视觉质量分析系统面世之前，波前像差仪在评估视觉质量方面是有其独特优势的，它基本涵盖了所有的低阶、高阶像差，也是当时唯一可以相对客观地量化评估视觉质量的仪器。但是，波前像差仪原理是通过测量波前像差来模拟视网膜成像，间接推导出点扩散函数，再对点扩散函数进行分析以获得测量参数，无法直接全面测量点光源在视网膜上所成的像；对点扩散函数峰值捕捉能力有限，不够全面，无法直接全面测量反映光能量随区域变化的视觉质量，其后续参数的获取和计算需要通过层层的转化，存在信息转换丢失的现象。另一方面，由于波前像差仪的测量结果忽略了散射和衍射对视觉质量的影响，在眼内散射显著增加时，例如存在晶状体混浊时，会高估人眼的视觉质量，导致临床上出现主客观表现不相符的情况，在白内障临床应用方面受限。曾有学者用 Hartmann-Shack 波前像差仪和双通道技术对比了视网膜成像质量，在晶状体透明的年轻受试者中，并未发现两种仪器对成像质量的评估差异；但是在早期白内障受试者中，用 Hartmann-Shack 波前像差设备会高估人眼视觉质量。

与对比敏感度测量和波前像差测量相比，双通道客观视觉质量分析系统能够采集点光源的视网膜成像，并通过分析其光能分布获得人眼屈光介质更为全面的信息，其测量结果是从分析点光源真实经过人眼屈光介质后在视网膜上的成像衍生而出。从原理而言，双通道客观视觉质量分析系统能提供反映人眼光学质量所需的几乎全部细节信息，包括像差、衍射以及散射。因此，双通道客观视觉质量分析系统克服了以往波前像差仪因忽略了散射和衍射的作用而高估成像质量的问题，能够更加综合、全面、客观地分析白内障病人的视觉质量，这就使其在白内障病人视觉质量评价方面具有独特优势，占据极其重要的地位。

屈光性白内障手术在保障手术安全性的基础上显著提高了病人术后的视觉质量和生活质量，目前已经成为白内障手术的发展方向，推动了临床和学术的发展。我们要充分认识在此过程中面临的挑战，抓住机遇，开展严谨的临床研究和广泛深入的学术交流，形成规范的屈光性白内障手术临床实践，进一步提升我国在该领域的临床和学术水平，以造福广大病人。

（俞阿勇）

第二章

基于双通道技术的客观视觉质量分析

第一节　双通道技术原理

双通道技术在眼科中用于点扩散的测量最早由 Flamant 在 1956 年提出，其设计原理是点光源经过若干次反射后第一次通过人眼屈光介质在视网膜上成像，随后视网膜像的反射光线再经原通路返回，被接收系统采集并分析，获得视网膜成像的光能分布。随后 Westheimer 等在 1994 年提出可通过分析双通道图像的能量分布来研究像差和眼内散射对视网膜像质的综合影响。目前在国内外市场上基于双通道原理设计的客观视觉质量分析系统是由西班牙生产的客观视觉质量分析系统Ⅱ（optical quality analysis systemⅡ，OQASⅡ），其原理示意图见图 2-1-1。点光源通过人眼的屈光介质到达视网膜即为单通道，而光线从视网膜再反射并被系统收集则形成了双通道系统，通过对点光源在视网膜上的成像形状及不同区域的能量分布进行分析，可以反映像差和散射对人眼光学质量的综合影响。

如图 2-1-1 所示，OQASⅡ的双通道系统中光源是 780nm 的半导体激光。第一条通道是光源发出的光束经透镜 1 过滤和准直后，经过人工瞳孔 1 统一设定入射光束直径，通过分光镜，经过消色差双合透镜 2 和 3，成像于视网膜上。透镜 2 和 3 之间存在着一个由两个反射镜组成的移动的焦点校正器。通过焦点校正器调整透镜 2 和透镜 3 之间的光程可以测量眼的球性屈光不正。第二条通道是视网膜上点光源像的反射光经过透镜 3 和透镜 2，通过分光镜，经过人工瞳孔 2 限制出射光束直径后，通过透镜 4，所成的像被空间图像摄像头 1 的电荷耦合元件采集，通过计算机进行分析。人工瞳孔 2 是有效出瞳。检查过程中的自然瞳孔直径由瞳孔图像摄像头 2 监测。因为自然瞳孔不是静止的，而是会放大或缩小，所以人工瞳孔 2 比自然瞳孔要稍小，具体直径可以根据需要来设置。

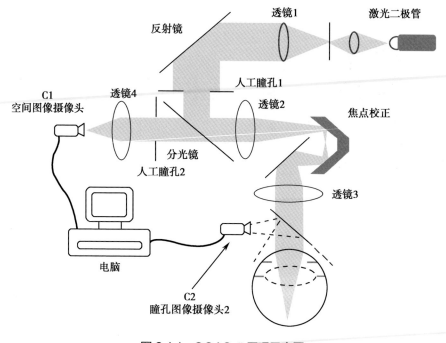

图 2-1-1 OQAS Ⅱ原理示意图

通过双通道技术直接采集点光源在视网膜所成的像,并对其进行分析,获得点扩散函数、调制传递函数、客观散射指数、斯特列尔比和模拟不同对比度(100%、20%、9%)的视力(Predicted VA 100%、Predicted VA 20%、Predicted VA 9%)等光学参数。

第二节 主 要 参 数

一、客观散射指数

客观散射指数(objective scatter index,OSI):是指双通道客观视觉质量分析系统检测视网膜像的周边光强度与中央峰值光强度的比值,即 12 弧分与 20 弧分视角之间的环形区域光强度与中央 1 弧分视角的光强度之间的比值(图 2-2-1)。

OSI 反映了全眼屈光介质的透明度和各界面的光滑度。测量值介于 0.0 至 10.0 之间。正常眼的 OSI 一般低于 2.0,随着年龄增加有上升趋势。OSI 值越高,散射程度越明显。散射可影响视觉质量,如果忽略了散射,对于存在明显散射的病人就会出现主客观检查结果不符的情况。

眼表散射主要来源于泪膜。眼内散射主要来源于角膜、晶状体、玻璃体和

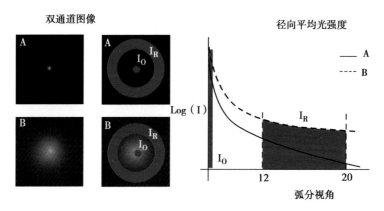

双通道图像　　　　　　　　　　　　径向平均光强度

图 2-2-1　客观散射指数示意图,12 弧分与 20 弧分视角之间的环形区域光强度与中央 1 弧分视角的光强度之间相比,B 比 A 要大,B 散射更大,图像更模糊

眼底等,其中角膜和晶状体的散射占绝大部分。

　　眼内散射可分为正向散射(前散射)和反向散射(后散射)两种类型,正向散射是指光线经过屈光介质向视网膜方向散射的部分,它在视网膜上形成了光幕,造成视觉质量的下降。OSI 的测量包含正向散射。反向散射是指从眼底投向角膜的散射部分,通常被用于观察眼内组织结构的情况,如裂隙灯检查。双通道客观视觉质量分析系统是目前唯一能直接客观测量正向散射的工具。

二、调制传递函数

　　调制传递函数(modulation transfer function,MTF)是指不同的空间频率下像与物对比度之间的差异,即视网膜上所成像与实际物的对比度的比值。MTF 反映了光学因素对成像质量的影响,即光学系统对不同空间频率的传递能力,范围为 0~1。

　　双通道客观视觉质量分析系统的 MTF 是由点扩散函数经过傅里叶变换而获得,一般随着空间频率的增大而逐渐降低(图 2-2-2),即空间频率越高,

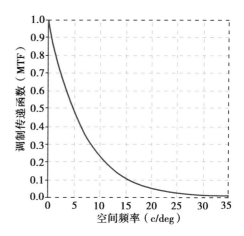

图 2-2-2　双通道客观视觉质量分析系统的调制传递函数(modulation transfer function,MTF)示意图

横坐标表示空间频率,从 0c/deg 到 35c/deg 的范围内以 5c/deg 为级距,纵坐标表示 MTF 值,1.0 为最大值,可见随着空间频率的增加,MTF 值逐渐下降,并趋向于 0,成像变模糊

光学系统的传递能力越低,视网膜像比实际物的对比度降低,成像变模糊,MTF值下降,视觉质量下降。

当空间频率增高达到一定值时,光学系统的传递能力会达最低,成像最模糊,即到达分辨率极限,此时的空间频率即为该光学系统的调制传递函数截止频率(modulation transfer function cut off frequency,MTF cut off),单位是c/deg。MTF cut off值越高,表明此能力的极限越大,光学系统的光学传递能力越强。

在双通道客观视觉质量分析系统中,考虑到仪器对背景噪声的识别能力限制,将MTF为0.01时对应的空间频率设定为MTF cut off,表示人眼MTF曲线在空间频率达到该频率值时,就会到达分辨率极限,即MTF值趋向于零。MTF cut off值可以反映屈光系统成像质量,MTF cut off值越高,视觉质量越好。双通道客观视觉质量分析系统MTF cut off的正常值≥30c/deg。

三、斯特列尔比

斯特列尔比(Strehl ratio,SR)是指在相同光阑直径时实际光学系统(有像差)所成的像与理想完美光学系统(无像差)的理想高斯像点之间的光强度之比(图2-2-3)。SR由Strehl于1894年提出,反映了光学系统的像差对所成像的中心点光强度的影响,可做为一个评价光学系统成像质量的指标。

SR的数学计算值也可以认为是MTF曲线下的面积。MTF曲线下的面积越大,SR值越大。SR值在0到1之间,值越大,视觉质量越好。当SR=1时,达到完美无像差,此时光学系统是只受衍射影响的完美光学系统。对于一个光学系统来说,若SR值大于0.8,则可以认为此光学系统为衍射限制系统。

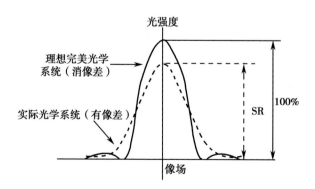

图2-2-3　斯特列尔比(Strehl ratio,SR)示意图
实线曲线代理想完美光学系统,虚线曲线代表实际光学系统,纵坐标为光强度,当实线曲线光强度达到100%时,虚线曲线光强度并未达到100%,其所达到的光强度与100%相比即为斯特列尔比值

SR 测量是双通道客观视觉质量分析系统优于波前像差仪的一个方面。波前像差仪一般可以检测 MTF 曲线的变化情况,即随着空间频率的增加,MTF 值降低,但是降低的程度无法准确的定量分析。双通道客观视觉质量分析系统可以通过 SR 对 MTF 曲线下的面积进行准确的定量,从而进行客观分析。

四、模拟对比度视力

模拟对比度视力(Predicted VA)是指双通道客观视觉质量分析系统测得的三种对比度下的视力(Predicted VA100%、Predicted VA 20% 和 Predicted VA 9%,图 2-2-4),仪器根据所得视觉质量参数可以计算出不同对比度下受试者的模拟光学视力,反映了视网膜之前的纯光学系统的客观视力。

	Decimal	Snellen
Predicted VA 100%:	1.1	20/18
Predicted VA 20%:	0.8	20/25
Predicted VA 9%:	0.5	20/40

图 2-2-4 模拟对比度视力测量结果示例图

图中 Predicted VA100%、Predicted VA 20%、Predicted VA 9% 可分别反映该受试者在白天、黄昏、夜晚的对比度视力

双通道客观视觉质量分析系统的模拟对比度视力对应眼科实践中常用的 100%、20% 和 9% 的三种对比度状态,分别与 MTF 值为 0.01、0.05、0.1 时的空间频率相关联,其中 Predicted VA100% 是通过 MTF 截止频率除以 30cpd 计算得出,反映人眼纯粹从光学方面考虑所能达到的视力(不考虑神经机制);Predicted VA20% 由 0.05 MTF 值对应的空间频率除以 30cpd 计算得出,反映对比度为 20% 时的视力;Predicted VA 9% 由 0.1 MTF 值对应的空间频率除以 30cpd 计算得出,反映对比度为 9% 时的视力。

五、平均客观散射指数

平均客观散射指数(mean objective scatter index,Mean OSI):是指双通道客观视觉质量分析系统通过连续测量一段时间的散射,获得这段时间里每个时间点的 OSI 值,将这些 OSI 值取平均值即获得平均客观散射指数,用于描述受试者的泪膜光学质量。

双通道客观视觉质量分析系统可每隔 0.5 秒进行 OSI 的连续性测量,持续 20 秒,记录 40 幅视网膜像。Mean OSI 是整个 20 秒客观散射指数的平均值。双通道客观视觉质量分析系统也可用客观散射指数曲线直观地描述 20 秒内光学质量变化的情况。

泪膜组成结构的改变可引起散射的变化,从而导致 OSI 值的改变。由于短期内人眼的其他屈光介质(角膜、晶状体等)保持相对稳定,20 秒内 OSI 的动态变化主要来源于泪膜光学质量的变化。因此,通过对连续测量的 OSI 数值进行统计分析和图形分析可以对泪膜光学质量进行客观评价。一般来说,

Mean OSI<0.6 为健康眼,0.6~1.2 之间为临界干眼,>1.2 为干眼。

六、伪调节和调节范围

双通道客观视觉质量分析系统可以在客观验光后远矫正的基础上,在 –0.50~+3.50D 的 4.00D 范围内以 +0.50D 为级距给予受试者一定的调节刺激,采集分析不同调节刺激对应的视网膜像,分析计算调节范围(图 2-2-5)。需要注意的是,不同于经典视光学理论的调节幅度定义,双通道客观视觉质量分析系统以从最佳聚焦点(0.00D)至 MTF 减少 50% 时的屈光度数值作为调节范围。双通道客观视觉质量分析系统测量的调节范围正常值为 1.00D。

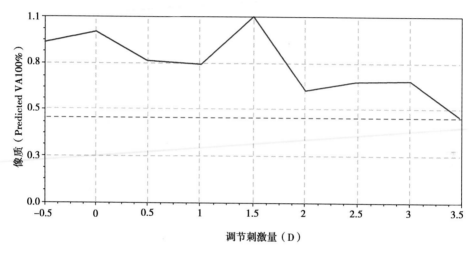

图 2-2-5　伪调节测量结果示例图

图中横轴为调节刺激,从 –0.50D 到 +3.50D 的 4.00D 范围内以 +0.50D 为级距,纵轴为 100% 对比度下的模拟视力,即 Predicted VA100%。以最佳聚焦点(0.00D)为基准,MTF 减少 50% 时(即 Predicted VA100% 减少 50%,如图中红线所示)的屈光度数值作为调节范围,图中调节范围为 3.50D

第三节　测量的重复性和再现性

仪器测量参数的重复性和再现性是评价其测量结果可靠性的重要指标,随着双通道客观视觉质量分析系统在临床实践中的应用日益广泛,对其测量参数的重复性及再现性进行统计学评价十分必要。

俞阿勇等评价了 OQAS Ⅱ 相关参数的测量重复性及再现性。该研究共纳入受试者 119 名(119 眼,右眼),男女比为 59：60,平均年龄 26.8 岁 ±3.9 岁(21~39 岁)。平均等效球镜 –3.64D ± 2.30D(0~–9.50D)。所有受试者最佳矫正视力均优于或等于 4.9(0.8)。

两位检查者对同一受试者的右眼进行测量,第一周由第一位检查者对受试者进行测量(阶段 A),第二位检查者紧随第一位检查者进行测量(阶段 B)。一周后,第一位检查者在相同环境以及检查时间下完成第三次测量(阶段 C)。

第一位检查者在第一天连续三次测量(阶段 A)的组内标准差(within-subject standard deviation,Sw)用以评价检查者内的重复性,精确度定义为 ±1.96Sw。同时计算受试者内变异系数(coefficient of variation,CV,100×Sw/overall mean)。不同阶段间的重复性由组内相关系数(intraclass correlation coefficients,ICC)来衡量。阶段 A 与阶段 B 之间的差异(同一访问时间两位不同检查者)用以评价检查者间的再现性,阶段 A 与阶段 C 之间的差异(同一检查者不同访问时间)用以评价访问间的再现性。应用 Bland-Altman 法评价该系统检查者间和访问间的再现性。

表 2-3-1 示所有受试者视觉质量相关参数的平均值和参数测量检查者内重复性,可以发现 ICC 除了斯特列尔比为 0.88 之外,其余参数均大于或等于0.90,客观散射指数甚至大于 0.95。

表 2-3-1　OQAS Ⅱ相关参数三次测量之间的检查者内重复性

Mean	value	Sw	Precision	CV(%)	ICC
MTFcutoff(cpd)	39.32 ± 9.75	2.18	4.27	5.96	0.94
Strehl ratio	0.22 ± 0.06	0.02	0.03	7.98	0.88
OV100%	1.31 ± 0.33	0.07	0.14	5.94	0.94
OV20%	1.33 ± 0.39	0.09	0.18	7.22	0.92
OV9%	1.33 ± 0.41	0.10	0.20	8.02	0.90
OSI	0.60 ± 0.42	0.05	0.09	9.49	0.98

表 2-3-2 示参数测量的检查者间的再现性,可以发现 ICC 除了 OV9% 为0.88 之外,其余参数均大于或等于 0.90,调制传递函数、OV100 和客观散射指数甚至大于或等于 0.95。

表 2-3-2　OQAS Ⅱ相关参数测量的检查者间再现性

Mean	Difference	Sw	Precision	CV(%)	ICC
MTF cut off(cpd)	0.37 ± 3.27	1.90	3.73	5.33	0.95
Strehl ratio	0.00 ± 0.03	0.02	0.03	6.98	0.90

续表

Mean	Difference	Sw	Precision	CV(%)	ICC
OV100%	0.01 ± 0.11	0.06	0.12	5.30	0.95
OV20%	0.01 ± 0.16	0.09	0.17	6.52	0.93
OV9%	0.01 ± 0.01	0.11	0.22	8.56	0.88
OSI	−0.01 ± 0.11	0.05	0.10	9.55	0.97

表 2-3-3 示参数测量的访问间的再现性,可以发现 ICC 除了斯特列尔比为 0.88 之外,其余参数均大于 0.90,客观散射指数甚至大于 0.95。

表 2-3-3　OQAS Ⅱ相关参数测量的不同访问间再现性

Mean	Difference	Sw	Precision	CV(%)	ICC
MTF cut off(cpd)	0.43 ± 3.57	2.05	4.01	5.59	0.94
Strehl ratio	0.00 ± 0.03	0.02	0.03	7.44	0.88
OV100%	0.01 ± 0.12	0.07	0.13	5.50	0.94
OV20%	0.01 ± 0.16	0.09	0.17	6.78	0.92
OV9%	0.00 ± 0.19	0.10	0.19	7.09	0.91
OSI	−0.01 ± 0.12	0.06	0.12	11.06	0.96

Bland-Altman 分析示检查者间(阶段 A 与阶段 B 之间)变异性在临床可接受范围内(图 2-3-1A~F)。虚线示 95% 置信区间(分别为 −6.04~6.78cpd,−0.05~0.05,−0.20~0.23,−0.29~0.32,−0.40~0.42,−0.23~0.21),实线代表各次测量之间的评价差异。

Bland-Altman 分析示访问间(阶段 A 与阶段 C 之间)变异性在临床可接受范围内(图 2-3-2A~F)。虚线示 95% 置信区间(分别为 −6.56~7.42cpd,−0.06~0.06,−0.22~0.24,−0.30~ 0.32,−0.35~0.34,−0.24~0.23),实线代表各次测量之间的评价差异。

结果显示,双通道客观视觉质量分析系统在临床上测量视觉质量时表现出良好的重复性和再现性,适用于临床进行对比研究、疗效评估及病情随访等,可应用于角膜屈光手术、白内障手术等的视觉质量对比研究。

综上所述,双通道客观视觉质量分析系统测量的是一个面上的所有光学特征,综合了散射、像差和衍射的影响,获得最接近真实的点扩散函数,测量的各项参数具有良好的重复性和再现性,是目前唯一可对视觉质量进行客观、全面、量化评价的仪器。这对于白内障屈光手术等领域具有重要意义,在白内障手术向屈光性白内障手术转变的过程中尤其具有特殊的重要价值。

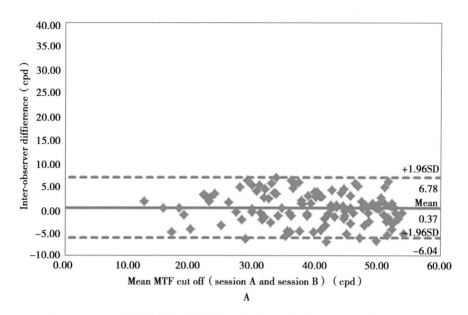

图 2-3-1　A. 调制传递函数截止频率在阶段 A 与阶段 B 之间的差异

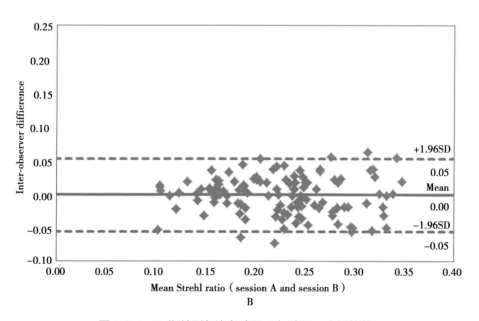

图 2-3-1　B. 斯特列尔比在阶段 A 与阶段 B 之间的差异

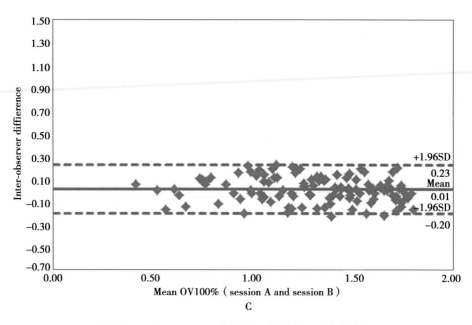

图 2-3-1　C.OV100% 在阶段 A 与阶段 B 之间的差异

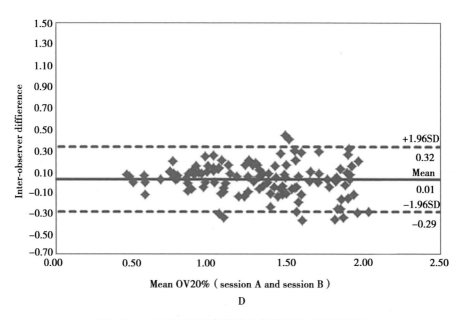

图 2-3-1　D.OV20% 在阶段 A 与阶段 B 之间的差异

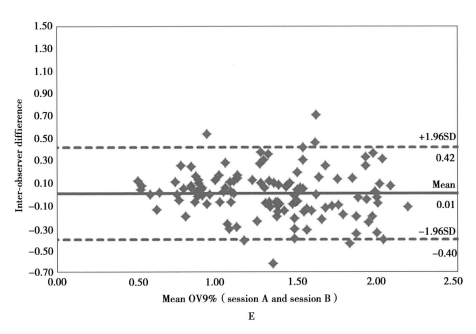

图2-3-1 E.OV9% 在阶段 A 与阶段 B 之间的差异

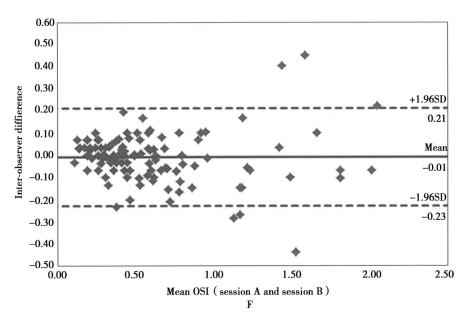

图2-3-1 F. 客观散射指数在阶段 A 与阶段 B 之间的差异

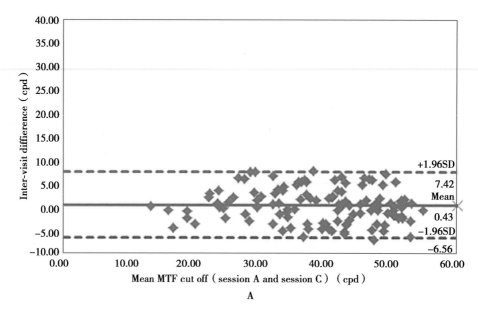

图 2-3-2　A. 调制传递函数截止频率在阶段 A 与阶段 C 之间的差异

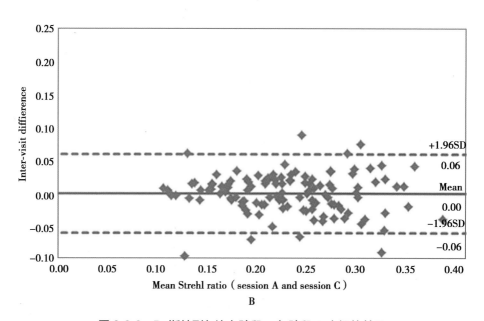

图 2-3-2　B. 斯特列尔比在阶段 A 与阶段 C 之间的差异

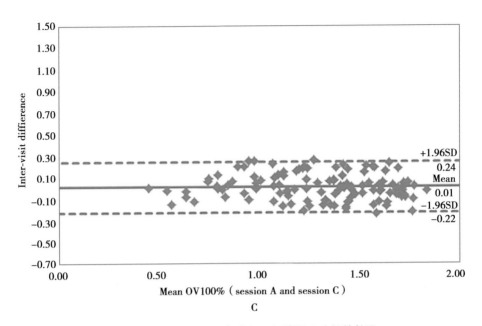

图 2-3-2　C.OV100% 在阶段 A 与阶段 C 之间的差异

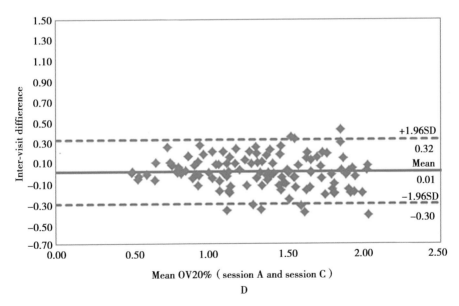

图 2-3-2　D.OV20% 在阶段 A 与阶段 C 之间的差异

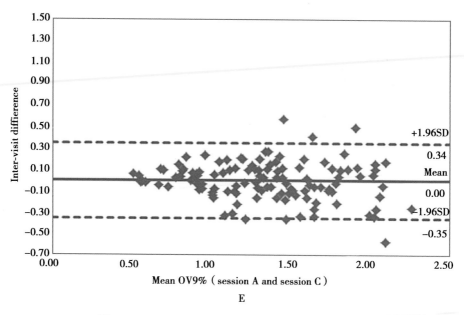

图2-3-2 E.OV9%在阶段A与阶段C之间的差异

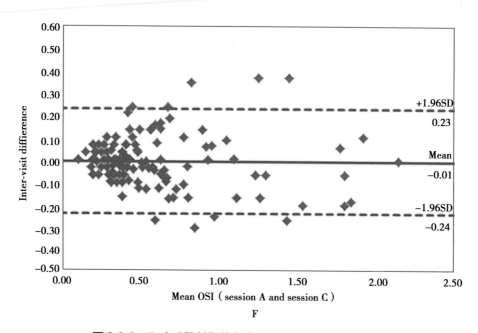

图2-3-2 F.客观散射指数在阶段A与阶段C之间的差异

（王勤美）

第 三 章

双通道客观视觉质量分析系统
主要参数的临床意义

第一节　客观散射指数

(一) OSI 包含晶状体的正向散射

晶状体是眼内散射的主要来源之一,包括正向散射和反向散射。晶状体的生理结构和形态随年龄的变化而改变,颜色从无色逐渐变为浅黄色,直至深黄色,这种改变会造成晶状体散射量的改变。换言之,晶状体本身存在生理性散射,如果发生病变会在此基础上增加病理性散射。

OSI 值可以在一定程度上反映晶状体的正向散射量,在对白内障进行评估时能够更接近病人的主观感受,可应用于白内障的客观分级。OSI 值升高可反映晶状体的正向散射增加,晶状体混浊程度增加。

1. 早期白内障 OSI 在 2.0 到 4.0 之间,

2. 成熟期白内障 OSI 大于 4.0。

反之,OSI 值降低可表明晶状体的正向散射降低,晶状体混浊程度减轻,例如在行白内障摘除术后,眼内散射明显好转。

OSI 值的另一参考价值在于接近真实地评价晶状体混浊对视觉质量的客观影响。如前所述,OSI 值包含了正向散射。临床上可能会遇到白内障病人测量出的 OSI 值低,但是裂隙灯观察到白内障混浊程度重,这是因为我们所看到的晶状体混浊是通过裂隙灯观察得到的,是反向散射的结果,而 OSI 反映的是正向散射,后者才是影响视觉质量的主要因素。反之,如果通过裂隙灯观察到的白内障混浊程度轻(反向散射),而 OSI 值大于 3.0(正向散射),说明该白内障已经引起明显的视觉质量下降。因此裂隙灯的检查结果并不能完全地反映病人白内障严重程度的真实情况,理解了 OSI 的意义可以更好地将其应用于白内障临床。

(二) OSI 可测量角膜源性散射

角膜是眼内散射的重要来源之一。正常人眼的角膜散射不随年龄的变化而改变。但是角膜的形态、病理改变及角膜手术会对散射产生影响,例如角膜水肿、瘢痕等病理改变可增加角膜散射;角膜屈光手术后可能产生的并发症,如角膜上皮下雾状混浊、层间组织碎片残留、角膜上皮内生等,可引起角膜散射增大。OSI 可为角膜屈光手术适应证的选择以及接触镜验配提供指导如下:

1. 角膜屈光手术适应证的选择

(1) OSI<2.0:表明屈光介质透明,可以进行角膜屈光手术。

(2) OSI≥2.0:需明确 OSI 增大的原因,究竟是泪膜问题还是白内障问题。若为泪膜问题,需先治疗之后再行角膜屈光手术;若为白内障问题,需充分沟通,结合病人实际情况决定是否手术。

2. 接触镜验配指导

(1) 长时间佩戴接触镜后可引起角膜水肿及形态改变,引起散射的增加。

(2) 早期发现因接触镜造成的上皮损伤:如果佩戴接触镜之后,OSI 显著增加,而角膜无明显水肿,提示角膜上皮损伤,视情况考虑停用接触镜,并指导治疗。

第二节　调制传递函数

(一) MTF 可反映屈光系统性能

1. MTF cut off≥30c/deg:该眼分辨率极限正常,屈光系统无明显异常,成像清晰,视觉质量好。若欲行白内障手术,可用于手术前后视觉质量的比较和跟踪;若欲行角膜屈光手术,则无需行波前像差引导的手术。

2. 20c/deg <MTF cut off<30c/deg,OSI<2.0:该眼分辨率极限异常,存在屈光系统异常,成像较模糊,视觉质量差,但是 OSI 正常,说明光学质量问题来源于像差。若欲行白内障手术需进一步确定治疗方案;若欲行角膜屈光手术,需行波前像差引导的手术。

3. 20c/deg <MTF cut off<30c/deg,OSI≥2.0:该眼分辨率极限异常,存在屈光系统异常,成像较模糊,视觉质量差,且 OSI 较大,考虑光学质量问题部分来源于屈光介质混浊,若欲行角膜屈光手术,需先考虑屈光介质混浊问题(可能白内障)。

4. 左右眼 MTF cut off 比较:若右眼的 MTF cut off 高,说明右眼的视觉质量和成像清晰度比左眼更好,宜选择右眼作为主视眼进行角膜屈光手术;反之,则选择左眼作为主视眼进行角膜屈光手术。

(二) MTF 值可反映不同矫治方式的光学质量

1. 矫治方式(包括手术)前后 MTF cut off 值:矫治后 MTF cut off 值若比矫治前增加,说明视觉质量有所提高,成像变清晰;矫治后 MTF cut off 值若比矫治前减小,说明矫治后视觉质量并未有提高,需明确原因。

2. 通过评价不同矫治方式之间 MTF 的变化,反映不同矫治方式对人眼屈光系统的传递能力的影响,帮助选择适宜的矫治方式。

3. 佩戴 OK 镜、RGP 等之后,进行双通道客观视觉质量分析系统检测,通过评价 MTF cut off,从光学质量方面确保验配合适,并在佩戴之后跟踪评估治疗效果。

第三节　斯特列尔比

(一) SR 有助于理解病人的视觉主诉

SR 可用于描述点扩散函数(point spread function, PSF)。PSF 是一点光源经光学系统后所成的衍射斑分布的函数,它在空域表征光学系统的特性。对于人眼来说,PSF 用于描述一个非常远的目标点光源在视网膜上成像的形状。一般认为 PSF 形成的光斑面积越小,光斑光强度越大,表明点光源经过光学系统后光能量损失越少,视网膜成像越好。SR 反映了实际光学系统(有像差)的像点的光强度,因此 SR 可间接反映 PSF 所成光斑的光强度,是帮助理解 PSF 的一种描述方法,从而有助于理解病人的视觉主诉。

(二) SR 可反映像差对视觉质量的影响

SR 可反映人眼在同一瞳孔直径下,存在像差的屈光系统的 PSF 的中心峰值强度与相应的衍射受限系统的 PSF 中心峰值强度的比值。对于人眼屈光系统来说,由于受像差限制,达不到衍射限制光学系统的水平,SR 值通常低。

正常人眼在瞳孔直径为 4mm 时的 SR 约为 0.3。SR 越大,反映人眼受像差影响越小,视觉质量越好;SR 越小,人眼受像差影响越大,视觉质量越差。在双通道客观视觉质量分析系统中,SR 的数学计算值可以代表 MTF 曲线下的面积,因此 SR 结合 MTF cut off 值,可分析出人眼的分辨率范围,从而为白内障手术、角膜屈光手术等治疗的视觉质量进行更加客观全面的评估。

第四节　模拟对比度视力

人眼的视觉功能不仅包括分辨高对比度的小目标的能力,还包括对各种点、线及空白间明暗程度差别的分辨能力。通过模拟对比度视力,可直观地反映出人眼在不同对比度下的视力情况,能比传统视力表检查更全面地评估视觉系统的形觉功能特点,有助于识别某些疾病的视觉异常,从而有助于疾病诊断和治疗决策制定。

(一) 模拟对比度视力预测术后视力

通过将模拟对比度视力与主觉验光测得的最佳矫正视力对比,可以了解

23

视觉神经系统的状况,用于预测术后视力,这在角膜屈光手术、白内障等手术适应证的选择上有着重要的指导作用。

1. 白内障病人模拟对比度视力≥最佳矫正视力:说明视力下降不全是因为白内障,而还存在视网膜或视神经疾病,单纯白内障手术不能完全解决视力问题,术后往往视力恢复不佳,是否行白内障手术需谨慎。

2. 白内障病人模拟对比度视力<最佳矫正视力:说明视力下降由白内障造成,预测术后视力提高明显,可以建议手术。

(二)模拟对比度视力可用于弱视的诊断及早期发现

根据模拟对比度视力与主觉验光的最佳矫正视力结果比较,明确弱视根源为屈光介质性或神经性。

1. 模拟对比度视力≥1.0:弱视为神经性。

2. 1.0>模拟对比度视力≥最佳矫正视力:弱视为神经性与屈光介质性相结合。

3. 模拟对比度视力<最佳矫正视力:弱视为屈光介质性。

第五节　平均客观散射指数

(一)分析泪膜光学功能对视觉功能的影响

双通道客观视觉质量分析系统从视觉功能方面把泪膜作为光学介质进行分析,是目前唯一能够客观、快速、无创地检查泪膜光学质量的设备。这有别于以往从解剖层面对泪膜的分析,具有重要的临床实用价值和科学研究价值。

(二)对干眼进行早期诊断和客观量化分析

双通道客观视觉质量分析系统可以根据平均客观散射指数的大小以及OSI曲线的变化规律对受试者泪膜的光学质量进行客观量化分析,以区分干眼与正常眼。由于平均客观散射指数和OSI曲线的敏感度高,在临床上尤其适合早期干眼以及干眼亚临床状态的筛查与诊断,从而发现临床上部分病人视觉主诉的客观病因,早期干预治疗,并对泪膜光学质量的变化进行量化分析。

(三)干眼治疗效果的客观评价

对于干眼病人治疗效果的评价,临床上大部分依靠病人的主诉和一些与泪液的量或成份相关的解剖指标,缺乏客观、直接、量化的视觉质量评价指标,不利于评估干眼做为泪膜的光学疾病所导致的影响。平均客观散射指数的大小以及OSI曲线可以为干眼治疗后病人的泪膜光学质量做客观、准确、定量的记录,通过对治疗前后结果的对比评价治疗效果,制订合理治疗方案,改善疗效。

第六节　伪调节和调节范围

(一) 帮助了解人工晶状体眼的视近功能

人工晶状体植入术后病人在远矫正情况下也具有一定视近功能,这种类似调节的作用称为伪调节(pseudophakic accommodation)。伪调节可在一定程度上改善病人的视近能力。影响人工晶状体眼伪调节的因素包括屈光状态、角膜散光、前房深度、瞳孔直径、人工晶状体移动度及病人年龄等。人工晶状体眼的调节有一定的限度,需要客观评价。

双通道客观视觉质量分析系统以 MTF 减少 50% 时的屈光度数值作为调节范围的客观判据,其值越高,病人的调节能力越好。调节范围可客观评估术后调节及远期跟踪,同时有助于拟调节人工晶状体的客观评价,客观了解人工晶状体眼的视近功能。若所测结果小于 1.00D,说明该病人视近能力下降。

(二) 客观反映老视者的调节能力

老视者调节能力下降。在排除其他影响调节力的因素(白内障、高度近视等)的前提下,双通道客观视觉质量分析系统所测调节范围可以判断是否老视,明确老视的进展程度。

双通道客观视觉质量分析系统调节范围正常值为 1.00D,若所测结果小于 1.00D,可认为是轻度老视;小于 0.50D 可认为是中度老视。

第七节　国人正常值参考

眼的光学质量的基础数据对于我国现代眼科的疾病诊治及疗效评价标准建立,以及预防保健等公共卫生策略的制定均有重要意义。我们团队初步建立了不同年龄段成年人双通道客观视觉质量分析系统主要指标的参考范围,为国内开展后续研究提供参考。

各年龄受试者的一般情况和眼光学质量见表 3-7-1。

MTF、SR、OV100%、OV20% 除了 40~49 岁组与 50~59 岁组差异无统计学意义之外(P=0.72、0.75、0.73、0.70),其余比较的差异有统计学意义($P \leqslant 0.02$、$\leqslant 0.006$、<0.02、<0.03)。OV9% 除了 20~29 岁组、40~49 岁组、50~59 岁组之间差异无统计学意义之外($P>0.19$),其余比较的差异有统计学意义($P \leqslant 0.001$)。OSI 除了 30~39 岁组、40~49 岁组、50~59 岁组三者之间差异无统计学意义之外($P>0.70$),其余比较的差异有统计学意义($P \leqslant 0.04$)。

表 3-7-2 示各年龄段受试者的眼光学质量指标参考范围。正态分布指标以平均值 ±1.96 标准差作为参考值范围,偏态分布指标取第 5、95 百分位数。

表 3-7-1　各年龄段受试者的一般情况和眼客观光学质量

年龄段（岁）	眼数	最佳矫正视力	等效球镜度数（D）	MTF cut off（cpd）	SR	OV100%	OV20%	OV9%	OSI
20~29	99	5.01 ± 0.03	-1.79 ± 1.42	43.91 ± 7.43	0.26 ± 0.06	1.47 ± 0.24	1.51 ± 0.33	1.14 ± 0.26	0.42 ± 0.24
30~39	80	5.01 ± 0.04	-1.69 ± 1.21	40.93 ± 9.92	0.24 ± 0.06	1.36 ± 0.33	1.40 ± 0.38	1.41 ± 0.40	0.53 ± 0.32
40~49	89	5.01 ± 0.03	-0.46 ± 1.33	37.16 ± 9.04	0.20 ± 0.05	1.24 ± 0.30	1.22 ± 0.36	1.20 ± 0.37	0.54 ± 0.34
50~59	84	5.00 ± 0.02	0.63 ± 1.10	36.69 ± 7.87	0.20 ± 0.04	1.22 ± 0.26	1.20 ± 0.28	1.18 ± 0.28	0.54 ± 0.26
60~69	80	4.97 ± 0.04	0.21 ± 1.34	28.52 ± 8.31	0.16 ± 0.04	0.96 ± 0.28	0.91 ± 0.32	0.89 ± 0.28	1.06 ± 0.56

表 3-7-2　各年龄段受试者的眼光学质量指标参考范围

年龄段（岁）	MTF cut off（cpd）	SR	OV100%	OV20%	OV9%	OSI
20~29	42.43~45.39	0.25~0.27	1.42~1.52	1.45~1.58	1.09~1.19	0.17~0.97
30~39	38.72~43.13	0.22~0.25	1.29~1.44	1.31~1.48	1.31~1.50	0.17~1.20
40~49	35.26~39.07	0.19~0.22	1.18~1.30	1.14~1.29	1.12~1.28	0.10~1.25
50~59	34.98~38.40	0.19~0.21	1.17~1.28	1.14~1.26	1.12~1.24	0.23~1.13
60~69	26.67~30.37	0.15~0.17	0.89~1.02	0.84~0.98	0.82~0.95	0.30~2.23[a]

a 示偏态分布,参考值范围取第 5、95 百分位数。

MTF cut off 除了 40~49 岁与 50~59 岁组的相似之外,年轻组优于年长组。年轻组的 OV100%、OV20% 均优于年长组,与 MTF cut off 分布情况一致。60~69 岁组的 OV9% 低于其他年龄段组,提示随着空间频率的增大,老年人眼的光学质量下降速率快于年轻人。年轻人在高空间频率段的眼光学质量优于老年人。

SR 除了 40~49 岁与 50~59 岁组的相似之外,年轻组优于年长组。SR 与人眼像差相关,像差越大,SR 越小。人眼像差随年龄增长而增大,因此 SR 随年龄增长呈下降趋势。

OSI 除了 30~39 岁、40~49 岁、50~59 岁组相似之外,年轻组优于年长组。以往关于眼内散射程度的资料都是基于国外西方人群的研究,而由于东西方人种差异所致脉络膜和虹膜所含色素不同,光线在视网膜上成像后,透过视网膜的光线被色素吸收可以减少光线在眼内散射。我们以国内人群为研究对象,所得实验结果与国外同类研究相似,但是国人 OSI 在 30~59 岁人群存在平台期。

各项眼光学质量指标中,除了在中年人群存在平台期之外,年轻组的眼综合光学质量优于年长组。在临床实际应用中,MTF cut off、SR、OV100%、OV20%、OV9% 的参考值上限没有临床意义,而其参考值下限可用于区分正常与异常眼光学质量。对于 OSI,其参考值上限可用于区分正常与异常人眼散射程度。限于样本量,我们初步研究的数据不一定有普遍代表性,希望通过后续研究进一步完善正常参考数据。这有望应用于早期筛查视觉质量下降病人,同时为评估角膜屈光手术和屈光性白内障手术效果提供临床参考。

（俞阿勇）

第 四 章

双通道客观视觉质量分析系统的检查模式及操作步骤

第一节 检 查 准 备

一、一般准备

1. 暗室准备 关闭检查室灯光使受试者处于暗室,暗适应 5 分钟,使得受试者的瞳孔达到自然状态下的最大。

2. 试镜片准备 规格统一,度数齐全,镜面清洁。

3. 清洁下颌托和额靠。

4. 打开设备的电源开关。

5. 调整升降台高度,嘱受试者下颌置于下颌托上,前额抵住额靠,调整座椅高度,使受试者位置舒适自然。

6. 嘱受试者尽量保持头部不动,以免影响对焦而影响检查结果。

二、信息录入

1. 进入软件主页(图 4-1-1),点击 DATABASE 可创建或查找受试者信息,直接点击"MEASUREMENT"可跳过信息输入,直接对受试者进行检查。

2. 进入 DATABASE(图 4-1-2)后,单击"New"按钮,输入受试者姓名、编号、性别、出生年月等信息后(图 4-1-3),点击"OK"确认;也可直接在查询列表内输入受试者姓名或 ID(图 4-1-2),程序自动匹配并从下拉列表中选择查询已有受试者的历史检查信息或从下拉列表中选择需要再次进行测试的受试者进行检查。

3. 检查受试者基本信息是否输入正确。若输入错误,可点击"Modify"进行修改,或点击"Delete"删除。确认完毕后点击"Measure"键(图 4-1-4 箭头所指),弹出界面(图 4-1-5),输入受试者球性屈光不正度数(红色箭头)、散光度数

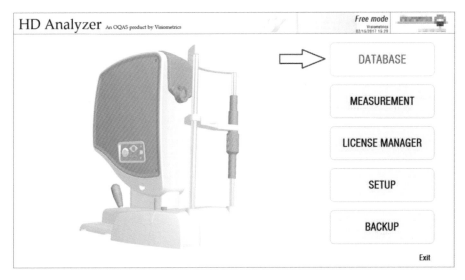

图 4-1-1　软件主页面示例图

红色箭头所示为"DATABASE"按钮

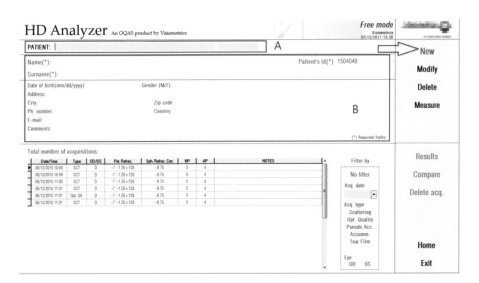

图 4-1-2　DATABASE 页面示例图

红色箭头所示为"New"按钮；红框 A 示输入受试者姓名查询列表；红框 B 示受试者姓名、
编号、性别、出生年月等信息

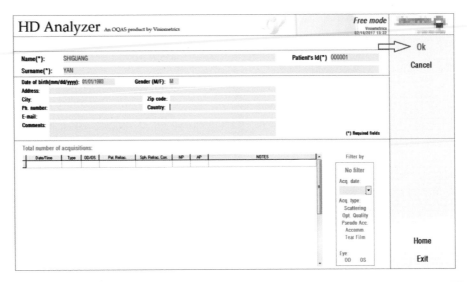

图4-1-3　DATABASE受试者信息输入示例图

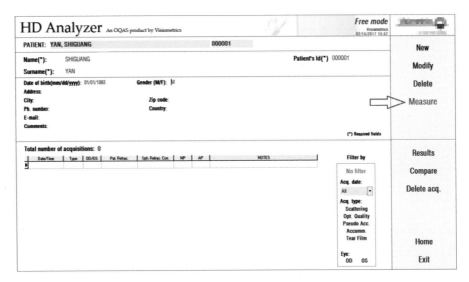

图4-1-4　点击"Measure"键页面示例图

红色箭头所示为"Measure"按钮

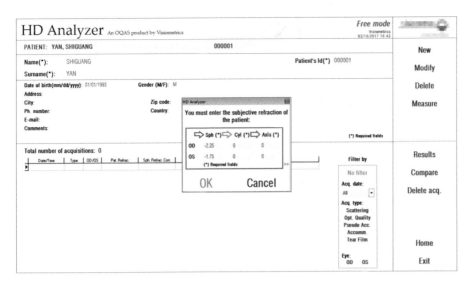

图 4-1-5　输入屈光度数示例图

红框所示为受试者球性屈光不正度数(红色箭头)、散光度数(绿色箭头)及轴向(蓝色箭头)

(绿色箭头)及轴向(蓝色箭头)。若受试者屈光状态未知,或已佩戴框架眼镜或接触镜矫正,可填"0"。填写完毕后点击"OK"则可进入检查页面。

需要注意:

(1) OQAS Ⅱ 对球性屈光不正的矫正范围为 –8.00D~+5.00D。

(2) 对于 0.50D 以下的散光,由于对视觉质量的影响小,可以忽略。

(3) 对于 0.50D 以上的散光,需要通过外插柱镜的方式矫正。

(4) 客观验光将在输入的受试者屈光不正度数 ±3.00D 范围内通过自动对焦选择最佳度数。所输入的屈光度数必须在受试者真实屈光度数的 ±3.00D 范围内,否则会影响检查的结果。

(5) 对于球性屈光度数、散光度数超过上述范围的受试者,输入相应屈光不正信息后,系统会弹出提示(图 4-1-6),此时需要在仪器头部的插镜槽中添加镜片或佩戴眼镜来进行矫正,并在之后客观验光测量前对"Correction"选项进行相应修改(详见本章第二节)。

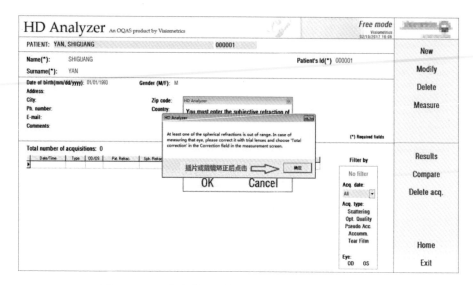

图 4-1-6 屈光度数超出范围后的系统提示页面示例图

红色箭头所示为输入相应屈光不正信息后,系统判断超过度数范围而自动弹出的提示

第二节 客 观 验 光

一、检查操作

1. 选择眼别(右眼 OD/ 左眼 OS)。

2. 设置人工瞳孔直径 OQAS Ⅱ测量涉及两个瞳孔直径,一个是仪器本身的人工瞳孔,范围是 2~7mm;另一个是受试者本身的自然瞳孔直径,通常范围为 2~5mm,极限范围为 1~9mm。因为 OQAS Ⅱ本身的光束受限于人工瞳孔直径 2~7mm 的设置直径,之后经过自然瞳孔时,又再次受限于自然瞳孔直径,最终所采集的光束直径是以人工瞳孔和自然瞳孔二者中较小者为准。故此处通常将人工瞳孔直径设为 4mm,因为:①符合常见平均瞳孔直径;②保证测量条件的统一性、可比性,有利于对照比较。如果受试者本身的瞳孔直径达不到 4mm,可以通过调暗环境或者散瞳来实现。

3. 屈光矫正设置(Correction) 根据之前所输入的受试者球性屈光不正度数、散光度数及轴向,结合受试者是否戴镜以及插片槽是否插片的情况进行选择,详见表 4-2-1。

表 4-2-1 屈光矫正（Correction）具体设置方案

受试者球镜度数	受试者散光度数	输入数值	球镜插片	柱镜插片	Correction 选择
−8.00D~+5.00D	0~−0.5D	相应度数	否	否	No Correction
		相应度数	是	否	Total Correction
		0.00D	是	否	No Correction
	−0.5D 以外	相应度数	否	是	Astigmatism Correction
		相应度数	是	是	Total Correction
		0.00D	是	是	No Correction
−8.00D~+5.00D 之外	0~−0.5D	相应度数	是	否	Total Correction
		0.00D	是	否	No Correction
	−0.5D 以外	相应度数	是	是	Total Correction
		0.00D	是	是	No Correction

Correction 设置是否恰当，直接关系到检查结果的准确性和可比性，这一点非常重要！ 总的来说，Correction 设置原则概括如下：

（1）如果输入受试者的屈光状态信息为零，不论是否有在设备外插片，均选择"No Correction"。

（2）如果已输入受试者的真实屈光状态信息，未在设备外插片，选择"No Correction"。

（3）如果已输入受试者的真实屈光状态信息，且已在设备外同时插球镜和柱镜片（当散光低于 0.5D 时可不用外插柱镜片），选择"Total Correction"。

（4）如果已输入受试者的真实屈光状态信息，且散光大于 0.5D，仅在设备外插柱镜片，未同时插球镜片，选择"Astigmatism Correction"。

4. 调整仪器操作杆，使受试者两个角膜反光点能清晰聚焦到屏幕上。点击"Objective refraction"开始自动测量（图 4-2-1、图 4-2-2），此时可见原反光点之间出现一个小而清晰的反光点。仪器将在自动对焦过程中选出视网膜成像最清晰时所对应的屈光度数（图 4-2-3），并显示在"Objective spherical refraction"一栏中，默认参考此数值进行后续测量。

如果操作者选择一幅不同的图像对应的屈光度数，OQAS Ⅱ将在"Selected spherical refraction"中显示该数值，后续测量过程将参考此数值。但是要注意，若修改仪器选择的客观验光结果，可能会导致后续检查出现错误或超出预期的测量结果。因此，只有在不使用仪器选择的客观验光结果来测量时才能进

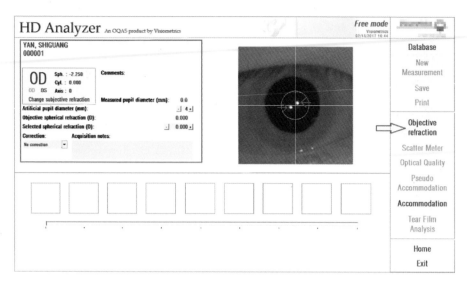

图 4-2-1　客观验光进入页面示例图

红色实箭头所示为角膜上的两个反光点；红色空箭头所示为"Objective refraction"按钮；红框示屈光状态和瞳孔直径信息

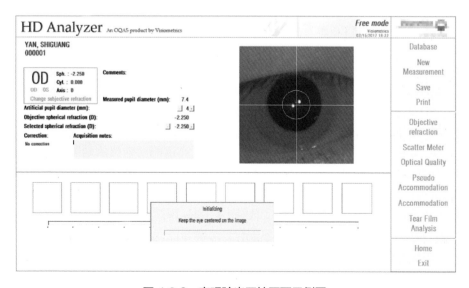

图 4-2-2　客观验光开始页面示例图

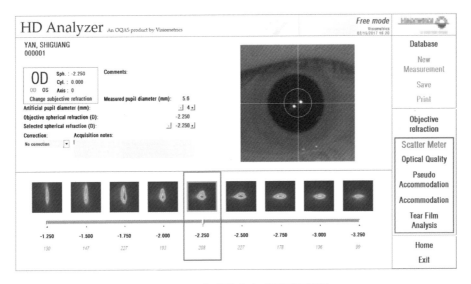

图 4-2-3　客观验光完成页面示例图

左红框示仪器在自动对焦过程中选出的视网膜成像最清晰时所对应的屈光度数；右红框示在确定了客观验光结果后，Scatter Meter、Optical Quality、Pseudo Accommodation、Accommodation 和 Tear Film Analysis 按钮高亮显示

行修改。

5. 若对检查结果不满意，也可再次点击"objective refraction"重新进行检查。

6. 在确定了客观验光结果后，Scatter Meter、Optical Quality、Pseudo Accommodation、Accommodation 和 Tear Film Analysis 按钮会高亮显示，此时方可选择开始这五个项目的检查。

二、注意事项

1. 在进行验光、视觉质量及散射检查时，嘱病人注视仪器里的视标，尽量放松。此过程中视标可能是离焦的，但并不代表视力差。

2. 进行眼调节能力检查时，嘱病人在整个检查过程中应努力注视看清目标。

3. 除"Tear Film Analysis"检查外，在整个检查过程中，病人只需保持自然的瞬目频率，无需刻意坚持不瞬目或用力挤眼，以免影响泪膜，影响检查结果。若检查结果图像显示泪膜影响较大，可嘱病人多瞬目几次，待泪膜稳定后再进行检查。

4. 测量过程中若出现能量不足，系统会弹出"there is not enough energy for the camera to get the image"对话框（图4-2-4）。

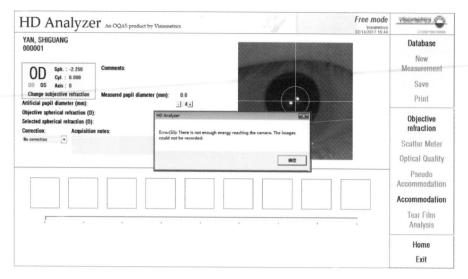

图 4-2-4　测量过程中出现能量不足示例图

红框示系统自动弹出的能量不足提示对话框

此时处理如下：

（1）Ⅳ级核以上的白内障：由于病人的晶状体透光性很差，780nm 的激光无法完全通过，会出现能量不足的报警。这类病人视觉质量一般已经严重下降，可以不用双通道客观视觉质量分析系统做后续进一步检查，仅出具"晶状体透光性差，检查不通过"的报告，术后可再用双通道客观视觉质量分析系统检查以评价恢复情况。

（2）输入的球镜度数与受试者真实的球镜度数差距过大。检查者需要再次核查输入的度数与验光的度数是否存在误差。若不能确定受试者的球镜度数，可以通过递增 3.00D 的内矫正来测试，例如输入 +3.00D、0.00D、-3.00D、-6.00D，依次测试。

（3）若检查健康眼出现此报警，可以检查测试过程中视标上有无激光、以及激光的位置是否在视标的中央。若激光有问题，则需要安排维修、校准。

第三节　散射检查

1. 在检查并确认完客观验光结果之后（图 4-2-3），点击 "Scatter Meter" 按钮，开始散射检查。仪器在检查完成后，可显示 6 幅图像（图 4-3-1），并用绿色框标出。点击鼠标查看所需的图像，查看过的图像会用红色框标记，若对检查不满意，可点击 "Return"（图 4-3-1 蓝色箭头）重复操作。

2. 对图像进行处理和分析后,点击"Results"(图 4-3-1 红色箭头)即可显示结果(图 4-3-2)。

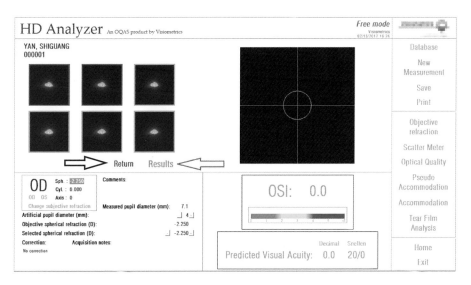

图 4-3-1　散射检查示例图

蓝色箭头所示为点击"Return"按钮,红色箭头所示为点击的"Results"按钮

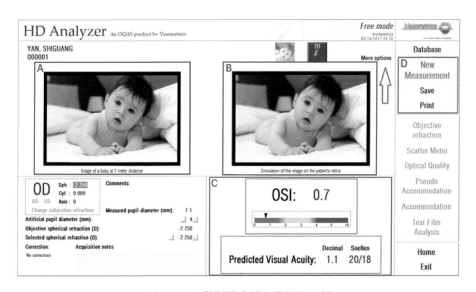

图 4-3-2　散射检查结果模拟图示例

A 显示的为眼前 1 米处的原始图,B 显示的是该原始图在受试者视网膜位置所成的像。C 示所测的OSI值和预测视力;D示对结果处理的按钮。红色箭头所示为"More options"按钮,点击可查看二维图、三维图、剖面图及 MTF 曲线结果(图 4-3-3、图 4-3-4、图 4-3-5、图 4-3-6)

3. OSI 值即为所测得的散射值,其结果输出显示如图 4-3-3~ 图 4-3-6 所示。

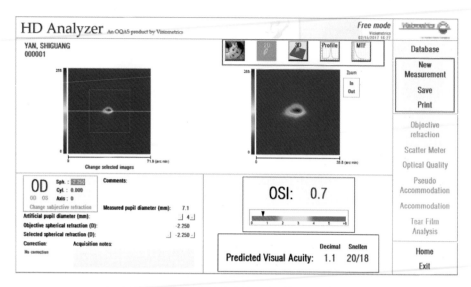

图 4-3-3 散射检查结果(二维图示例)

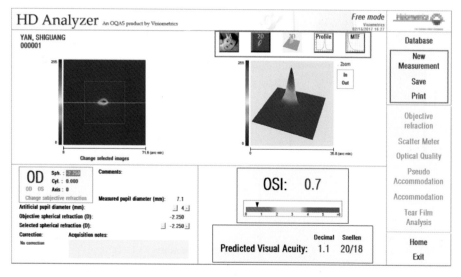

图 4-3-4 散射检查结果(三维图示例)

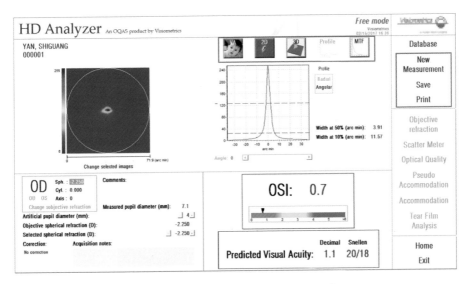

图 4-3-5　散射检查结果（剖面图示例）

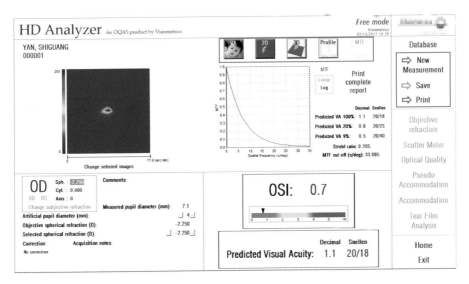

图 4-3-6　散射检查结果（MTF 曲线图示例）

4. 点击"Save"（图 4-3-6 绿色箭头）保存检查结果，点击"Print"（图 4-3-6 蓝色箭头）可打印该结果。若需开始新的检查或进入下一个检查模式，可点击"New Measurement"（图 4-3-6 红色箭头），返回检查界面。

第四节　视觉质量检查

1. 在图 4-4-1 所示界面,点击"Optical Quality"(红色箭头)即可开始进行视觉质量的检查(图 4-4-2)。仪器在检查过程中,可显示 6 幅图像,并用绿色框

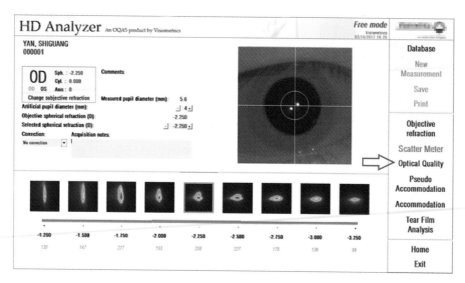

图 4-4-1　检查模式选择界面

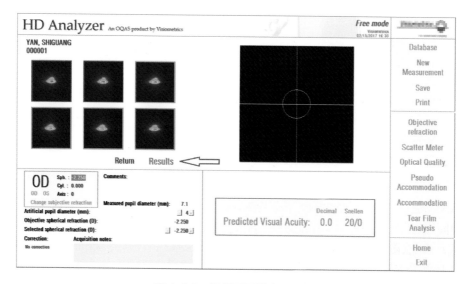

图 4-4-2　视觉质量检查示例图

红色箭头所示为"Results"按钮

标出。点击鼠标查看所需的图像,查看过的图像会用红色框标记。

2. 对图像进行处理和分析后,点击"Results"即可显示结果(图4-4-3)。若对检查不满意,可点击"Return"重复操作。点击"More options"可查看二维图、三维图、剖面图及MTF曲线结果。

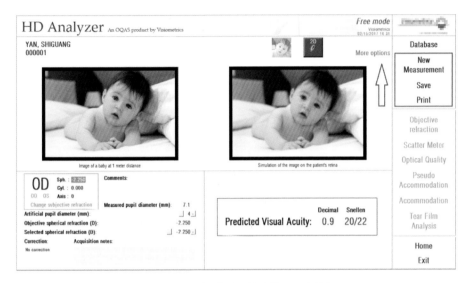

图4-4-3　视觉质量检查结果示例图

红色箭头所示为"More options"按钮

3. 点击"Save"予以保存,点击"Print"可打印该结果。若需开始新的检查或进入下一个检查模式,可点击"New Measurement",返回检查界面。

第五节　伪调节检查

1. 在图4-5-1所示界面,点击"Pseudo Accommodation"(红色箭头)即可开始进行伪调节能力的检查(图4-5-2)。

2. 对图像进行处理和分析后,点击"Results"即可显示结果如图(图4-5-3)。结果显示界面大致分成三个区:上方区域的数字为调节范围值(图4-5-3,A);中间区域分别显示对应不同调节刺激下的视网膜像和100%对比度时模拟的视力情况(图4-5-3,B);下方区域以曲线的方式显示不同调节刺激下受试者的视力变化情况(图4-5-3,C)。

3. 点击"Save"予以保存,点击"Print"可打印该结果。若需开始新的检查或进入下一个检查模式,可点击"New Measurement",返回检查界面。

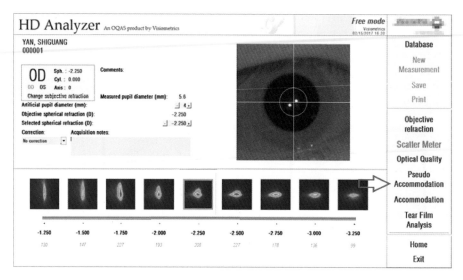

图 4-5-1 检查模式选择界面

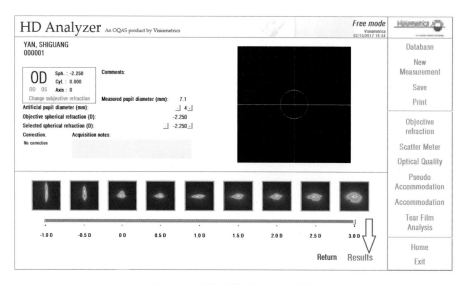

图 4-5-2 伪调节测量页面示例图

红色箭头所示为"Results"按钮

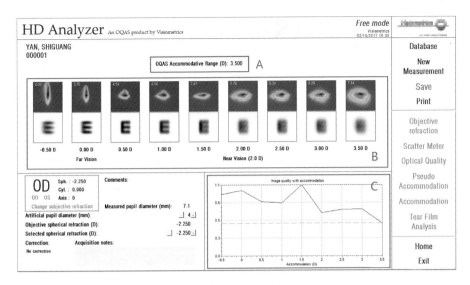

图 4-5-3　伪调节测量结果示例图

红框 A 示调节范围值;红框 B 示对应不同调节刺激下的视网膜像和 100% 对比度时模拟的视力情况;红框 C 示以曲线的方式显示不同调节刺激下受试者的视力变化情况

第六节　泪膜光学质量检查

1. 在图 4-6-1 所示界面,点击"Tear Film Analysis"(红色箭头)即可开始进行泪膜光学功能的检查(图 4-6-2)。检查时间为 20 秒,根据检查目的对瞬目的要求可分为两种方式:

(1) 保持自然瞬目:可反映实际生活状态时的泪膜光学情况。

(2) 保持睁眼:嘱受试者尽量不瞬目,若无法坚持,也应尽量保持瞬目间隙大于 10 秒,以暴露真实泪膜状态,以免被瞬目掩盖泪膜实际情况。

2. 对图像进行处理和分析后,点击"Results"即可显示结果(图 4-6-3)。图的上方区域显示 20s 之内每隔 0.5s 的视网膜图像变化情况(图 4-6-3,A);中间区域的"Mean OSI"是整个 20s 因泪膜变化造成的客观散射指数的平均值(图 4-6-3,B);下方区域用曲线来直观地描述 20s 内泪膜变化的情况(图 4-6-3,C)。

3. 点击"Save"予以保存,点击"Print"可打印该结果。完成检查。

43

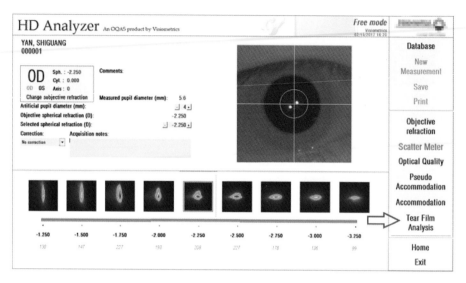

图 4-6-1　检查模式选择界面

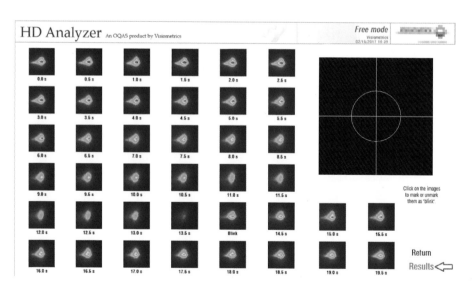

图 4-6-2　泪膜光学质量分析页面示例图

红色箭头所示为"Results"按钮

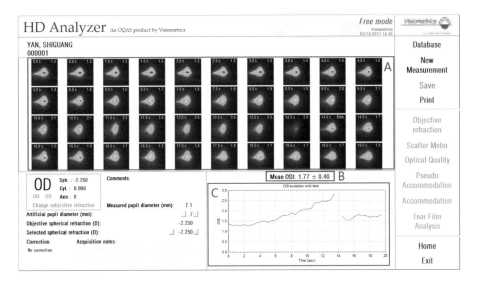

图 4-6-3 泪膜光学质量分析结果示例图

红框 A 示 20s 之内每隔 0.5s 的视网膜图像变化情况;红框 B 示整个 20s 泪膜的 Mean OSI 值;红框 C 示 20s 内泪膜 OSI 变化曲线

（俞阿勇）

第五章

泪膜光学功能客观评估的临床应用

第一节 概 述

泪膜覆盖在眼球表面,是人眼视觉系统中重要的折射表面,泪膜均匀性改变会影响视网膜成像质量。泪膜组成在不同状态下会产生变化,例如睁眼和闭眼时、受到刺激时、或疾病状态时。每次瞬目,泪膜都在发生动态变化:瞬目时泪液均匀涂布于眼表,形成光滑光学界面;两次瞬目之间泪膜逐渐变得不稳定,局部变薄或中断,导致光学扭曲和散射,视网膜成像质量下降。泪膜分布不均匀,将导致眼内像差及散射增加,从而影响人眼的视觉质量,在临床上常表现为视力波动或视物模糊等。

干眼是临床中与泪膜直接相关的常见眼病,是一种多因素造成的泪液及眼表异常,表现为眼部不适、视力下降、泪膜不稳定及眼表损害,并伴有泪液渗透压升高和眼表炎症反应。近 10%~30% 的干眼病人感觉有视物模糊和视力波动,近 25% 的病人阅读、驾车、视频终端使用等日常活动受到了干扰,病人的视觉和生活质量受到了严重影响。

泪膜异常作为各种干眼的共有特性,泪膜完整性及泪液成分异常可能会引入额外的高阶像差和散射,导致视网膜成像质量下降。Denoyer 等研究发现像差分析技术能反映干眼病人的泪膜改变和成像质量下降,为干眼的严重程度和视觉质量评价提供了一种新的方法。然而由于忽略了散射和衍射的影响,像差只反映了人眼光学系统的其中一类特性,该技术可能会高估人眼的成像质量。

目前在临床及科研工作中,已有多种方法从不同方面来评估泪膜质量。泪膜破裂时间(tear break-up time,TBUT)的概念由 Norn 等提出,现在仍是一种最常被用来评估泪膜稳定性的诊断性检查。但这是一种简单且主观的泪膜破裂终点判断,并不能够测量出泪膜在瞬目间隔里出现的一系列连续性变化。同时 TBUT 检查的特异性不佳,轻、中度干眼的 TBUT 值有更广泛的分布范围,因此很难与正常人区分。高速摄像角膜镜（high-speed videokeraoscopy，HSV）以及横向断层干涉仪（lateral shearing interferometry）都是非侵入性技术，也可用来测量随时间变化的泪膜稳定性。共聚焦激光扫描显微镜（confocal laser scanning microscopy）可以获得高分辨率的光学图像，可以对泪膜破裂现象进行形态学上的呈现。然而，上述三种方法仅测量泪膜的形态学或空间分布上的变化，而这些变化最终将导致泪膜光学性能变化，故而，如何评价泪膜的光学性能变化成为备受关注的问题。

双通道客观视觉质量分析系统通过分析点光源在人眼视网膜成像的光强分布，被认为是一种更准确的人眼视觉质量评价方法。其测量的散射主要来源于泪膜、角膜及眼内屈光介质。由于除泪膜以外的因素，如角膜、晶状体及玻璃体，在短时间内是相对稳定的，故而散射短时间内在基础值上的波动变化可以反映泪膜光学质量的动态变化。

目前，有研究者应用双通道客观视觉质量分析系统评估干眼病人的泪膜光学质量的动态变化。Antonio B 等人通过双通道成像技术研究正常和轻度干眼的泪膜，发现用 OQAS Ⅱ 检测轻度干眼和正常人群的泪膜质量和稳定性是敏感的，利于早期干眼的诊断和随访。David Diaz-Valle 等人运用 OQAS Ⅱ 对 25 位轻中度干眼病人研究发现，干眼病人 OSI 明显升高，使用人工泪液治疗后，OSI 变化率显著降低，OSI 变化率在检测泪膜稳定性方面比 OSI 更敏感，认为 OSI 变化率为评估泪膜光学功能的敏感指标，对早期诊断及评价干眼治疗效果有意义。俞阿勇等应用双通道客观视觉质量分析系统研究 109 名临床上无干眼症状受试者瞬目后保持睁眼 10s 内的 OSI 动态变化，发现了存在四种 OSI 变化模式（图 5-1-1）：

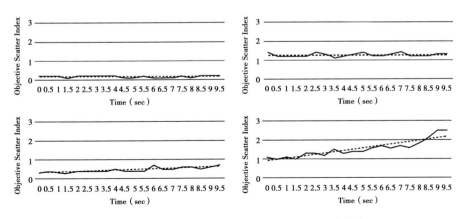

图 5-1-1　客观散射指数随时间变化曲线的四种模式

左上：平稳低值模式；右上：平稳高值模式；左下：上升低值模式；右下：上升高值模式

1. 平稳低值模式　OSI 值与时间无正相关关系,且 OSI 平均值小于 1.0。
2. 平稳高值模式　OSI 值与时间无正相关关系,且 OSI 平均值大于等于 1.0。
3. 上升低值模式　OSI 值与时间呈正相关关系,且 OSI 平均值小于 1.0。
4. 上升高值模式　OSI 值与时间呈正相关关系,且 OSI 平均值大于 1.0。

无干眼症状受试者中大部分(69.7%)符合平稳低值模式(36.7%)及平稳高值模式(33.0%)的标准,说明这些受试者拥有相对稳定的泪膜光学质量。然而,虽然该研究所有入选的受试者排除了干眼诊断,也无干眼相关症状,仍然有一部分受试者(30.3%)的 OSI 呈现上升趋势,属于上升低值模式(13.8%)及上升高值模式(16.5%)。这部分受试者的 OSI 变化具有与干眼病人类似的特征,即 OSI 随时间变化呈现上升趋势。

临床上,在正常人群中鉴别上升低值模式和上升高值模式的个体有着重要的意义,因为这部分人群可能处在干眼临床前期,在受到一些特定因素,例如年龄增加、配戴角膜接触镜、环境因素的变化、或者眼部手术的影响时,容易出现干眼的症状。

我们的一项研究对 56 位干眼症病人进行了 OQAS Ⅱ检查,结果显示干眼病人与正常人群相比,静态的视网膜成像质量(瞬目后相同时间段)两者无明显差异,干眼组瞬目后 10s 内的动态成像质量(进展指数)下降明显高于正常。另一项研究显示干眼病人与正常人相比,瞬目后单位时间内的视网膜成像质量下降幅度较大,并与病人的 TBUT 和对日常活动影响程度相关。

将泪膜平均散射指数值(Mean OSI)减去基础 OSI 测量值,可得到泪膜动态散射指数(TF-OSI),即 TF-OSI=Mean OSI-OSI。根据 TF-OSI 进行干眼诊断,决定治疗时机和治疗手段(表 5-1-2)。双通道客观视觉质量分析系统提供的 OSI 连续性测量是一种非侵入性、客观的泪膜光学质量动态评估方法,可以评价不同原因引起的泪膜稳定性下降,比 TBUT 更加敏感,在临床应用中有望作为干眼诊断的一个新参考标准,并在干眼早期以及临床前期的筛查与诊断中发挥积极作用。

表 5-1-2　根据泪膜动态散射指数(TF-OSI)诊断和处理干眼

TF-OSI	诊断	处理
TF-OSI<0.6	无干眼	/
0.6≤TF-OSI<1.2	临界状态,介于健康眼与干眼之间	休息,适当的人工泪液治疗
TF-OSI≥1.2	干眼	药物或者手术治疗

第二节　泪膜异常的年轻病例

病人男性,25岁,近视病史10年。要求做近视激光角膜手术

查体:双眼前后节未见异常。

辅助检查:角膜厚度、角膜地形图,泪膜破裂时间等检查结果均符合近视眼激光角膜手术要求。

验光:OD −5.00/−1.50×70=4.9;OS −4.50/−1.00×100=5.0

此时是否准备手术?另外,右眼矫正视力未达到5.0,是否有其他异常?

医师在决定给病人做手术之前,又常规地做了双通道客观视觉质量分析,发现双眼泪膜功能较差,泪膜不稳定,以右眼为重(图5-2-1)。

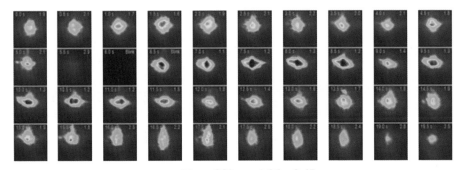

Mean OSI:　　1.85 ± 0.47

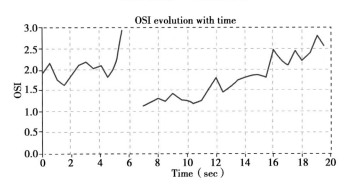

图5-2-1　初检时右眼的泪膜光学质量分析

医师据此判断虽然病人无干眼主诉,但是10s的OSI变化属于上升高值模式,TF-OSI=1.1,可能在屈光手术后容易出现或加重干眼的症状,此时并不适宜立即直接做手术,而是先给予人工泪液治疗1周。之后再次检查泪膜功能,发现泪膜功能恢复正常,10s的OSI变化接近平稳低值模式,TF-OSI=0.5,泪膜稳定(图5-2-2)。

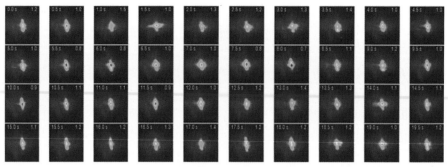

Mean OSI： 1.11 ± 0.18

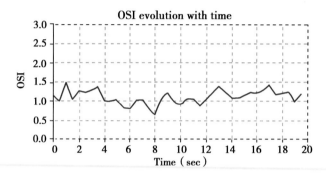

图 5-2-2　人工泪液治疗 1 周后右眼的泪膜光学质量分析

此时再验光：OD −4.50/−1.00 × 100=5.0；OS −4.50/−1.00 × 100=5.0。

右眼验光结果比用人工泪液治疗之前出现明显差异，矫正视力也有提高。医师此时决定根据现在的度数行屈光手术。

第三节　泪膜异常的老年病例

病人女性，61 岁，双眼视物模糊 1 年，加重 1 个月。要求双眼白内障手术，希望植入多焦点 IOL。

查体：裸眼视力 OD 4.5，OS 4.7。晶状体混浊 OD C2N2P1，OS C1N1P0，双眼其余前后节结构未见异常。

验光：OD +0.75/−1.00 × 80=4.6；OS +0.50/−1.50 × 90=4.7

此时是否决定行双眼白内障手术，并按照病人的要求植入多焦点 IOL？另外，左眼晶状体混浊程度轻，但是矫正视力只有 4.7，是否有其他异常？

医师在决定给病人做手术之前，又常规地做了双通道客观视觉质量分析，发现泪膜功能较差，泪膜不稳定（图 5-3-1、图 5-3-2）。

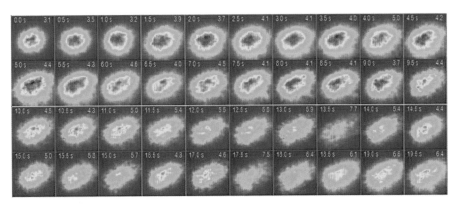

Mean OSI:　4.83 ± 1.09

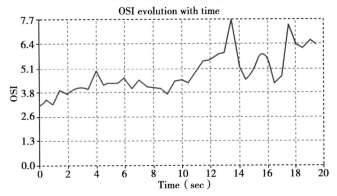

图 5-3-1　初检时右眼的泪膜光学质量分析

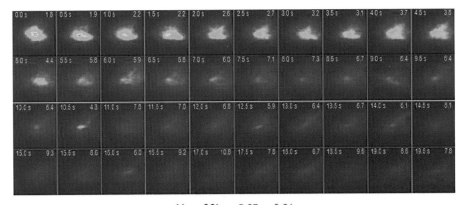

Mean OSI:　5.97 ± 2.31

图 5-3-2　初检时左眼的泪膜光学质量分析

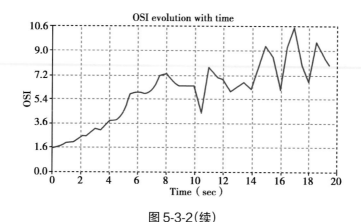

图 5-3-2(续)

医师据此判断虽然病人无干眼主诉,但是 10s 的 OSI 变化属于上升高值模式,TF-OSI=1.4,可能在眼部手术后容易出现或加重干眼的症状,这一点对于计划植入多焦点 IOL 的病人尤其需要引起重视。医师决定此时并不适宜立即直接做手术,而是先给予人工泪液治疗 2 周。之后再次检查双眼泪膜功能,发现泪膜功能恢复正常,10s 的 OSI 变化属于平稳高值模式,TF-OSI=0.5,且OSI 明显好转,泪膜稳定(图 5-3-3、图 5-3-4)。

此时裸眼视力 OD 4.5,OS 4.9。再次验光:OD +0.75/−0.75×80=4.6;OS +0.50/−0.50×90=4.9。

左眼验光结果比用人工泪液治疗之前出现明显差异,裸眼视力和矫正视力均有提高。医师此时决定仅行右眼白内障手术,左眼暂时无需手术。

泪膜是一个动态变化的光学界面。因此无论是角膜屈光手术还是屈光性白内障手术(尤其是植入 Toric 或多焦点 IOL),准确的眼生物测量结果是

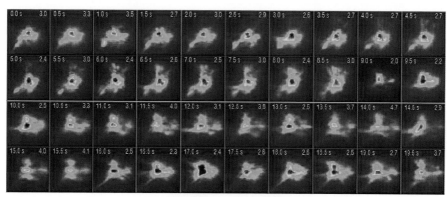

Mean OSI: 2.95 ± 0.60

图5-3-3 人工泪液治疗后右眼的泪膜光学质量分析

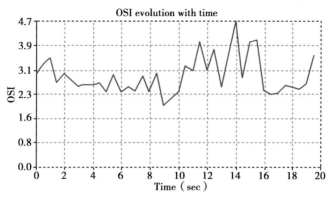

图 5-3-3(续)

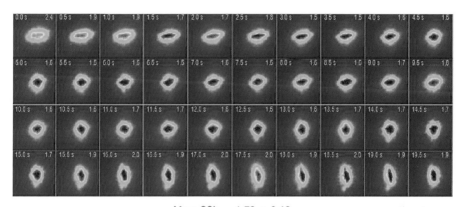

图5-3-4　人工泪液治疗后左眼的泪膜光学质量分析

保证术后效果的必备条件,而泪膜功能的客观准确评估为确保准确的眼生物
测量以及术后良好的视觉质量提供了重要保障。

(乔利亚)

53

第 六 章

白内障客观分级

第一节 概 述

根据白内障不同阶段的解剖特点或对视功能的损害程度可对晶状体混浊进行分类分级,有助于白内障相关研究的标准化。目前,临床和科研中使用的晶状体混浊评价方法主要分为两大类:主观评价方法和客观评价方法。前者包括 LOCS Ⅲ、牛津临床白内障的分类和分级系统(Oxford clinical cataract classification and grading system,OCCCGS)等形态解剖学分类分级方法以及 VF-14 等评价白内障病人生活质量的调查问卷。这些方法由于其主观性的本质在评价白内障时往往存在费时低效、自身偏差以及检查者间偏差等方面问题。

为了避免上述问题,临床上晶状体混浊的客观评价方法应用日趋广泛。双通道客观视觉质量分析系统可以帮助临床医师对白内障进行客观分级。Artal 等基于 OSI 对晶状体核性混浊进行分级,OSI 小于 1.0 为正常眼,在 1.0~4.0 之间为早期白内障,在 4.0~7.0 之间为进展期白内障,大于 7.0 为成熟期白内障。研究中将该分级方法与 LOCS Ⅲ 核分级进行比较,发现两者之间具有 75% 的一致性(其中早期白内障一致性为 84%)。Cabot 等研究了 OSI 与 LOCS Ⅲ 分级、最佳矫正视力、主观视觉质量(视觉质量调查问卷)之间的相关性,发现 OSI 与核性白内障以及后囊膜下性白内障的严重程度相关,可用于正常眼及白内障病人晶状体混浊的客观鉴别。Lim 等报道了 OSI 与 Scheimpflug 成像系统测量的晶状体密度、LOCS Ⅲ 核分级、术中累积释放能量(cumulated dissipated energy,CDE)之间的相关性,提出 OSI 能用于白内障术前的客观分级评估,用以指导术中超声乳化和液流动力学参数的设置。Vilaseca 等研究了各种类型白内障(核性、皮质性、后囊膜下混浊)的 OSI 与 LOCS Ⅲ 分级以及最佳矫正视力之间的相关性,并得到与 Artal 等相似的一致性结果,再次证明 OSI 在白内障病人晶状体混浊分级中的应用价值。

本研究团队设计了一项横断面临床研究,比较 LOCS Ⅲ 晶状体混浊分级系统、VF-14 视功能指数量表、Pentacam Scheimpflug 晶状体密度测定系统及 OSI 四种方法用于年龄相关性白内障的临床评价的相关性。研究共纳入年龄相关性白内障病人 36 例(60 只眼),平均年龄为 65.8 ± 7.8 岁。所有 60 只眼中,平均 logMAR 最佳矫正视力(best-corrected visual acuity,BCVA)为 0.19 ± 0.16,LOCS Ⅲ 核混浊分级为 3.28 ± 0.49(2.5~4.7),皮质混浊分级为 2.70 ± 1.12(1.0~4.9),平均晶状体密度为 10.61 ± 1.46,OSI 为 4.41 ± 2.98。60 只眼中共有 57 只眼(95%)LOCS Ⅲ 核混浊分级小于 4.0,54 只眼(90%)皮质混浊分级小于 4.0。表 6-1-1 示 BCVA、LOCS Ⅲ 核混浊分级、OSI、MTFcut off 以及平均晶状体密度用于白内障分级结果之间的相关性。

表 6-1-1　最佳矫正视力、LOCS Ⅲ 核混浊分级、OSI、MTF cut off 以及平均晶状体密度用于白内障分级结果之间的相关性

比较	相关系数	P 值
LOCS Ⅲ NO score × BCVA[a]	0.438	0.001
LOCS Ⅲ NO score × OSI	0.543	<0.001
LOCS Ⅲ NO score × ALD	0.621	<0.001
LOCS Ⅲ NO score × MTF cut off	−0.315	0.014
OSI × BCVA[a]	0.779	<0.001
OSI × MTF cut off	−0.690	<0.001
OSI × ALD	0.320	0.013
OSI × SR	−0.462	<0.001
ALD × BCVA[a]	0.360	0.005
ALD × PNS score	0.492	<0.001

LOCS Ⅲ NO= 晶状体混浊分类系统Ⅲ核混浊;BCVA= 最佳矫正视力(LogMAR);OSI= 客观散射指数;ALD= 平均晶状体密度;MTF= 调制传递函数;SR= 斯特列尔比;PNS=Pentacam 核分级
[a] 控制年龄进行偏相关分析

在该研究中,95% 的研究眼的 LOCS Ⅲ 核混浊分级小于 4.0,90% 的研究眼的 LOCS Ⅲ 皮质混浊分级小于 4.0,即研究对象主要集中在轻度至中度的年龄相关性白内障病人。对于这部分病人来说,有时矫正视力仍能保持在相对较好的水平,如果仅以视力来评判可能会忽视白内障对其视功能的影响。因此,综合评估白内障对这部分病人视功能的损害以及手术时机的选择是目前的临床难题之一。

该研究中的 OSI 与其他主观评价方法得到的结果具有良好的相关性,包

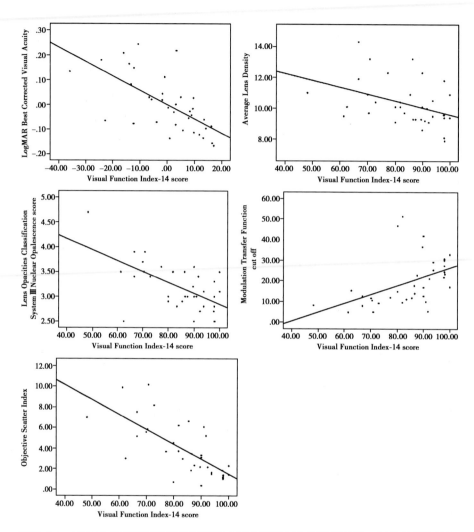

图 6-1-1 VF-14 分值与其他参数对于白内障分级结果之间的相关性。其他参数均选取同一研究对象视力较好眼的数据用于比较分析。（左上）VF-14 分值与 logMAR BCVA（*r*=−0.645，*P*<0.001）相关；（右上）VF-14 分值与平均晶状体密度（*r*=−0.393，*P* = 0.018）相关；（左中）VF-14 分值与 LOCS Ⅲ核混浊分级（*r*=−0.600，*P*<0.001）相关；（右中）VF-14 分值与 MTF cut off（*r* = 0.466，*P*=0.004）相关；（左下）VF-14 与客观散射指数（*r*=−0.712，*P*<0.001）相关，并且相关性最强

括病人主观角度的 logMAR BCVA（*r=0.779*）以及 VF-14 分值（*r=-0.712*），以及临床医师角度的 LOCS Ⅲ核混浊分级（*r=0.543*）。Lim 等人以单纯核性白内障为研究对象，并且运用单一一点的峰值密度作为晶状体核密度用于分析，其结果发现 OSI 与 LOCS Ⅲ核混浊分级（*r=0.772*）以及晶状体核密度（*r=0.764*）相关，同时，BCVA 与 OSI 的相关性比 BCVA、LOCS Ⅲ核混浊分级以及晶状体核密度的相关性强。我们团队的研究得到了类似的结果，除了 OSI 与平均晶状体密度之间相关性（*r=0.320*）比 Lim 等人报道的低，这差异可以由两个研究方法学的不同来解释，即我们团队研究的对象包含了核性白内障和皮质性白内障，平均晶状体密度的计算方法也与 Lim 等人的不同。从原理上来看，OQAS Ⅱ提供的视觉质量参数（OSI、MTF cut off）优于 LOCS Ⅲ以及 Pentacam Nucleus Staging 密度测量，因为后两种方法仅仅评价了反向散射，而未包含直接影响视网膜像对比度的正向散射。由此可见，OSI 能够量化晶状体混浊所引起的眼内散射，是一种客观有效的白内障评价方法。OSI 与 VF-14 分值之间较强的相关性提示 OQAS Ⅱ能提供足够的信息用于视功能的评价，其客观结果可用于验证病人由白内障引起的视觉干扰。对于白内障病人而言，客观和定量评估晶状体混浊所引起的眼内散射显得十分重要，尤其是在白内障发生发展的早期，因为其结果可证实白内障病人的主观症状，用以指导手术干预的时机，并在综合考虑其他因素（BCVA、LOCS Ⅲ混浊分级等）后排除其他（除白内障以外）可能的视力损害病因。

综上所述，双通道客观视觉质量分析系统提供的 OSI 由于其更高的敏感性以及内在的客观本质，使得在评价白内障晶状体混浊时具有一定的优势，与其他客观评价方法一样，OSI 尤其适合晶状体混浊程度的记录与随访。另一方面，OSI 综合包括了直接影响视网膜像对比度的正向散射，与其他评价方法相比而言，更能反映白内障引起的主观视觉干扰，分析眼科检查结果与病人主观症状之间的相关性。

第二节　早期白内障病例

患者女性，64 岁，既往体健。

主诉：右眼视物模糊半年。

裸眼视力：右眼 4.8

验光：右眼 +0.75DS/−1.50DC × 95=4.9

查体：右眼晶状体混浊见图 6-2-1，其余前后节结构未见明显异常。

结果输出见图 6-2-2，显示该病人 OSI 值 1.4，大于正常值，但是小于 3.0。同时 MTF cut off、SR、VA 100%、VA 20%、VA 9% 的值尚可。以上提示该病人

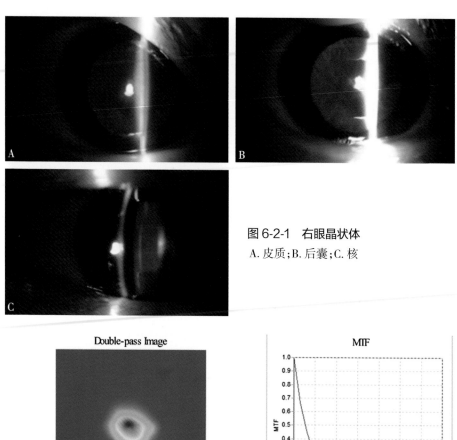

图 6-2-1　右眼晶状体

A. 皮质；B. 后囊；C. 核

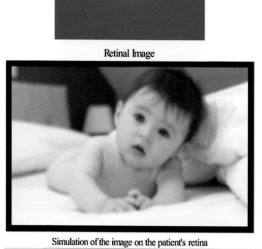

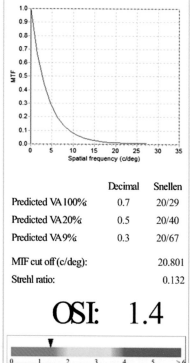

图6-2-2　双通道客观视觉质量分析结果

右眼为早期白内障。

第三节　进展期白内障病例

患者女性,75 岁。

主诉:双眼视物不清 1 年余。

裸眼视力:OD 4.7,OS 4.6

验光:OD /−1.50×95=4.9,OS −1.00/−1.25×110=4.8

查体:双眼晶状体混浊(图 6-3-1、图 6-3-2),其余前后节结构未见明显异常。

双眼双通道客观视觉质量分析系统测量结果(图 6-3-3)发现该病人右眼 3.0<OSI=3.4<7.0,左眼 3.0<OSI=5.2<7.0。同时 MTF cut off、SR、VA 100%、VA 20%、VA 9% 的值均明显下降。以上提示该病人双眼处于进展期白内障。

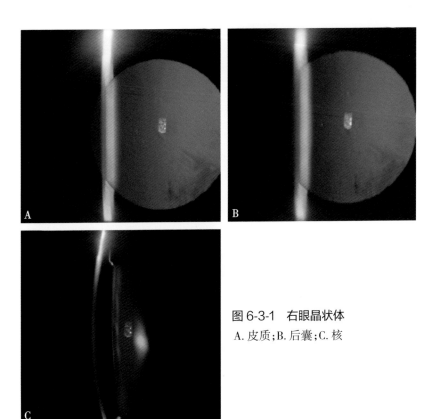

图 6-3-1　右眼晶状体

A. 皮质;B. 后囊;C. 核

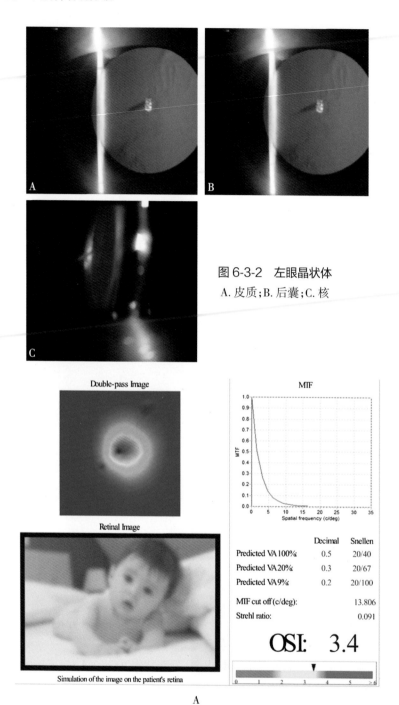

图 6-3-2　左眼晶状体

A. 皮质；B. 后囊；C. 核

图 6-3-3　双通道客观视觉质量分析系统测量结果

A. 右眼

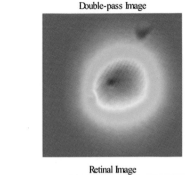

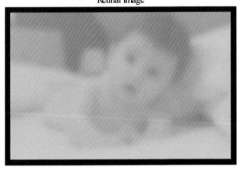

图 6-3-3(续)

B. 左眼

第四节　成熟期白内障病例

患者男性,76 岁。

主诉:右眼视物不清 10 余年。

裸眼视力:OD 4.1

验光:OD −2.00/−1.50 × 85=4.4

查体:右眼晶状体混浊(图 6-4-1),其余前后节结构未见明显异常。

双通道客观视觉质量分析系统测量结果(图 6-4-2)发现该病人右眼 OSI=8.9>7.0。同时 MTF cut off、SR、VA 100%、VA 20%、VA 9% 的值均严重下降。以上提示右眼为成熟期白内障。

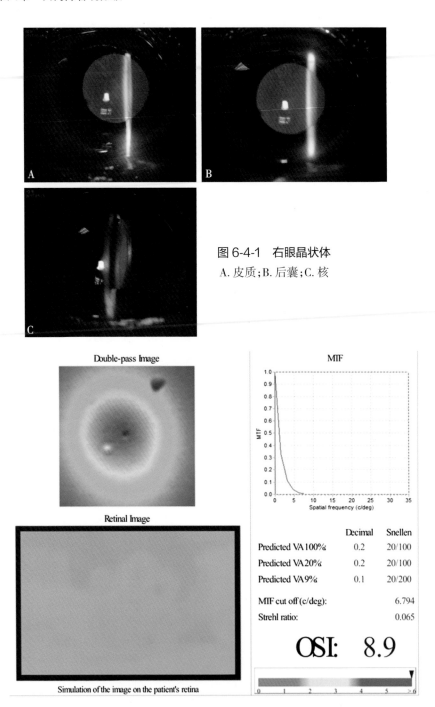

图 6-4-1 右眼晶状体
A. 皮质;B. 后囊;C. 核

图 6-4-2 双通道客观视觉质量分析系统测量结果

（俞阿勇）

第七章

白内障手术时机选择

第一节 概 述

白内障不仅可以引起视力的下降,还可以造成视野、对比敏感度等多方面视功能损害。随着人们健康意识的不断提升,越来越多的早期白内障病人感受到视物障碍对日常生活的影响,要求进行白内障手术。对于这些早期白内障病人,单纯以视力评价视功能损害程度,并作为白内障手术指征已显得不够全面客观。在临床上常见视力良好,但主诉因对比度下降、色觉感知异常、眩光或者光晕等视觉干扰症状而影响生活质量的早期白内障病人。这就需要探索更能真实反映病人的综合视功能损害(视力、对比敏感度、散射、MTF 等)的方法,并在此基础上帮助选择早期白内障病人手术指征。

对比敏感度及眩光敏感度可以作为评价早期白内障视功能损害的指标,为手术指征及术后效果提供科学的依据。但是对比敏感度的检查需要病人的主观配合,且白内障的类型及混浊程度缺乏客观量化,从而使得检查结果不能真实客观地反映病人的视觉质量。

相比较而言,双通道客观视觉质量分析可在术前对视觉质量进行客观综合量化评价,提供客观依据。这些参数(OSI、MTF cut off 等)因包含直接影响视网膜像对比度的正向散射而优于 LOCS Ⅲ,其客观结果可用于验证病人由白内障引起的视觉干扰,有助于手术时机的合理选择。

本研究团队将 36 位研究对象及 60 只眼分为两组,即 OSI<3.0 组与 OSI≥3.0 组(表 7-1-1)。在 OSI<3.0 组中,OSI、LogMAR BCVA、LOCS Ⅲ核混浊分级、平均晶状体密度的平均值显著低于 OSI≥3.0 组(P<0.001)。对于 LOCS Ⅲ皮质混浊分级,两组之间平均值差异无统计学意义。对于 VF-14 分值,OSI<3.0 组平均值高于 OSI≥3.0 组(P=0.002)。该结果提示 OSI≥3.0 可作为潜在的手术指征主体指标(同时综合考虑其他指标)应用于临床,并为临床医师评价白内障手术必要性以及手术获益提供综合参考。

表 7-1-1 OSI<3.00 组与 OSI≥3.00 组之间的比较

特征	OSI 值		P 值
	OSI<3.0	OSI≥3.0	
眼数	25	35	
OSI	1.77 ± 0.69	6.30 ± 2.51	<0.001
BCVA	0.065 ± 0.053	0.286 ± 0.155	<0.001
ALD	9.86 ± 1.22	11.15 ± 1.39	<0.001
LOCS Ⅲ NO 分值	2.98 ± 0.34	3.49 ± 0.48	<0.001
LOCS Ⅲ C 分值	2.39 ± 1.11	2.91 ± 1.09	0.144
病人数 [a]	18	18	
OSI[a]	1.68 ± 0.71	5.82 ± 2.13	<0.001
VF-14 分值 [a]	91.48 ± 9.36	76.81 ± 11.87	0.002

LOCS Ⅲ NO = 晶状体混浊分类系统Ⅲ核混浊；LOC Ⅲ C = 晶状体混浊分类系统Ⅲ皮质混浊；BCVA = 最佳矫正视力（LogMAR）；OSI = 客观散射指数；ALD = 平均晶状体密度；VF-14 = 视功能指数 -14

[a] 每位病人使用较好眼的数据

第二节 未到手术时机的病例

患者女性,64 岁。左眼白内障术后 1 年。

主诉:右眼视物模糊半年。

裸眼视力:OD 4.9,OS 5.0

验光:OD+0.75/−1.50×95=5.0

查体:右眼晶状体混浊见图 7-2-1,其余前后节结构未见明显异常。

右眼 B 超、OCT 检查、角膜地形图、角膜内皮镜等各项检查均未见明显异常。

右眼双通道客观视觉质量分析系统检查结果（图 7-2-2）示 OSI=1.4,属于早期白内障。在裂隙灯下看到的白内障情况是来自于后散射,而真正影响病人视觉质量的前散射的 OSI 仅为 1.4。同时右眼 MTF cut off 20.801c/deg,SR 0.132,VA 100% 0.7、VA 20% 0.5、VA 9% 0.3。以上提示视觉质量轻度下降。当前的视觉质量模拟图直观地反映病人所见事物仍较清晰。综合考虑后,病人的晶状体混浊程度尚未到手术时机,建议随访。

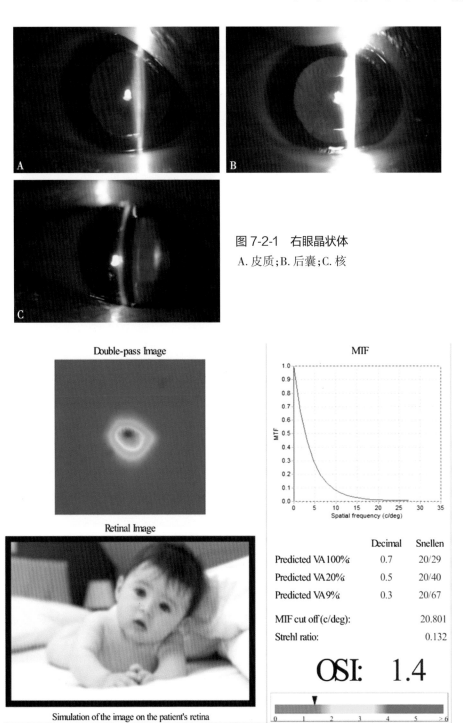

图 7-2-1　右眼晶状体

A. 皮质；B. 后囊；C. 核

图 7-2-2　右眼双通道客观视觉质量分析系统检查结果

第三节 已到手术时机的病例

患者女性,70 岁。右眼白内障术后半年。

主诉:左眼视物不清 1 年余。

裸眼视力:OD 5.0,OS 4.8

验光:OS +0.50/−0.50×95=4.9

查体:左眼晶状体混浊见图 7-3-1,其余前后节结构未见明显异常。

左眼 B 超、OCT 检查、角膜地形图、角膜内皮镜等各项检查均未见明显异常。

由于此病人的矫正视力尚可,容易产生白内障较轻的判断。裂隙灯下检查左眼瞳孔区混浊较轻,但是仅反映晶状体的后散射,未能反映出病人真实的晶状体混浊程度,导致临床上出现医师的检查结果(晶状体混浊轻、视力 4.9)与病人主诉(视物不清)不一致,医师缺乏客观依据支持手术。

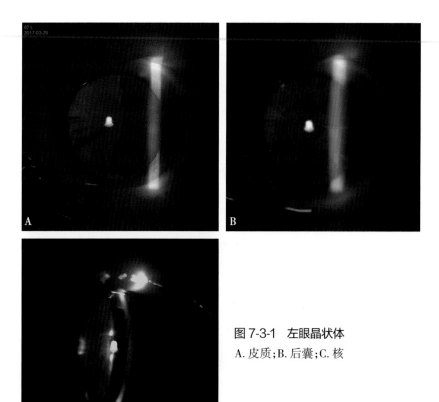

图 7-3-1 左眼晶状体

A. 皮质;B. 后囊;C. 核

双通道客观视觉质量分析系统检查结果(图7-3-2)示左眼 OSI=5.0,属于进展期白内障,且 MTF cut off 6.897c/deg,SR 0.062,VA 100% 0.2、VA 20% 0.2、VA 9% 0.1。提示视觉质量明显下降,为病人主诉提供客观支持。综合考虑后,医师考虑病人左眼已到手术时机,明确给出手术建议。

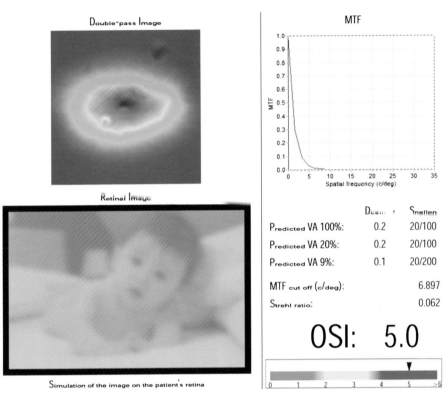

图7-3-2 左眼双通道客观视觉质量分析系统检查结果

第四节 双眼手术时机不同的病例

患者男性,51 岁。

主诉:双眼视物不清 5 年余。

裸眼视力:OD 4.9,OS 4.8

验光:OD +0.75/−1.25 × 40=5.0,OS +1.75/−1.75 × 135=4.9

查体:双眼晶状体混浊见图 7-4-1、图 7-4-2,其余前后节结构未见明显异常。

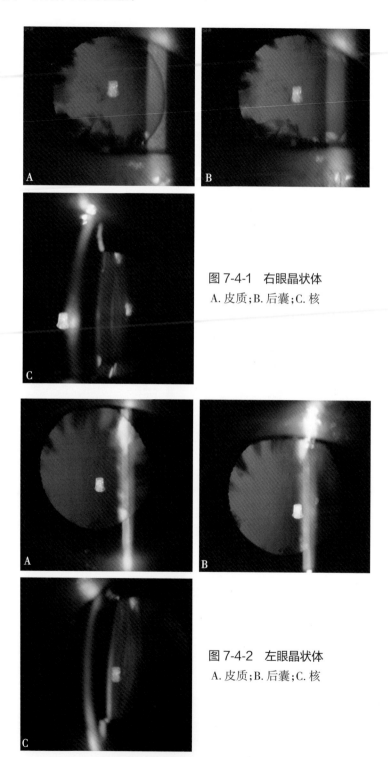

图 7-4-1　右眼晶状体
A. 皮质；B. 后囊；C. 核

图 7-4-2　左眼晶状体
A. 皮质；B. 后囊；C. 核

双眼B超、OCT检查、角膜地形图、角膜内皮镜等各项检查均未见明显异常。

由于此病人的矫正视力接近正常视力,可能造成白内障较轻的判断。但是常规视力表视力只是反映了高对比度下的中心视力,未能全面反映出真正的视觉质量。另外,裂隙灯下检查双眼瞳孔区混浊较轻,实际检查的只是晶状体的后散射,未能真实反映出病人的白内障对视觉干扰的程度,导致医师的检查结果与病人主诉不一致,医师缺乏客观证据支持手术。

双眼双通道客观视觉质量分析系统检查结果(图 7-4-3)发现右眼OSI=2.1,属于早期白内障;左眼 OSI=4.0,属于进展期白内障,基本明确晶状体混浊引起双眼视力、MTF cut off、SR、VA 100%、VA 20%、VA 9% 等视觉质量下降,但是双眼下降程度不同。

右眼 MTF cut off 15.346c/deg,SR 0.093,VA 100% 0.5、VA 20% 0.4、VA 9% 0.2;左眼 MTF cut off 8.749c/deg,SR 0.074,VA 100% 0.3、VA 20% 0.2、VA 9%

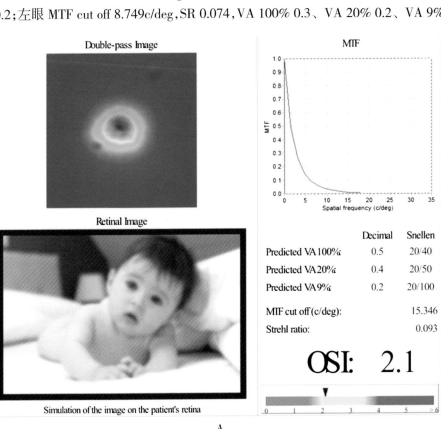

图 7-4-3 双通道客观视觉质量分析系统检查结果

A. 右眼

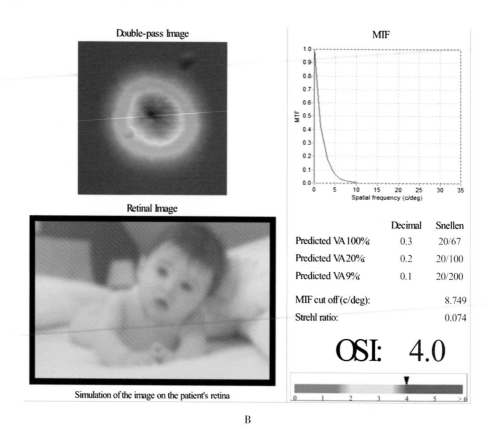

图 7-4-3（续）

B. 左眼

0.1。提示右眼视觉质量轻度下降,左眼严重下降。同时,从当前的视觉质量模拟图可以直观显示病人双眼存在明显差别,右眼尚可,左眼已经很模糊。综合考虑后,医师给出右眼随访、左眼白内障手术的建议。

（俞阿勇）

第 八 章

预测白内障术后视觉质量

第一节 概 述

视觉的产生有赖于两方面功能：

1. 光学功能 眼光学界面（泪膜、角膜、晶状体、玻璃体）折射将图像投射至视网膜光感受器，投射至视网膜的图像质量对视觉质量有重要影响。

2. 神经功能 光感受器将视觉信息经视路传递至大脑皮层分析还原产生视觉。

白内障术后视觉质量与眼的光学功能和神经功能密切相关，因此在治疗白内障时，医师需对病人做综合的检查分析，以明确病人视觉质量下降的主要原因，预测术后视觉质量。准确预测术后视觉对于手术本身、病人满意度等均有极大益处。

白内障术前评估常规项目主要包括：视力检查、裂隙灯检查、散瞳眼底检查、眼部 B 超、眼轴长度、眼底 OCT 等。这些检查可以帮助医师了解明显的眼病，例如视神经萎缩、视网膜色素变性、眼底出血性疾病、黄斑变性、高度近视性视网膜病变等，但是一些不明显的眼底病变或者病变发生于视乳头之后则难以在术前被发现和诊断。

针对神经功能的检查主要包括视网膜潜视力（potential visual acuity，PVA）、闪光视网膜电图（flash electroretinogram，F-ERG）、闪光视觉诱发电位（flash visual evoked potential，F-VEP）。

1. PVA 对于晶状体不完全混浊而保留部分透明区域的病人是可靠方便的检查手段。PVA 可以排除屈光介质的干扰，直接测量视网膜分辨二维空间细节的能力，能在一定程度上评价视觉相关的神经功能，预测术后视力。但该检查需要病人配合，高龄病人应用受到限制，成熟期白内障检查效果差，有待进一步改进。

2. F-ERG 和 F-VEP 为两种非创伤性的客观检测手段，可以有效判断病人视力下降是由屈光介质混浊引起还是合并有眼底及视神经病变，能够较准确地预测白内障手术后视功能恢复情况。但是 F-ERG 对黄斑中心凹局限病变及视神经受损病人评估效果不佳。F-VEP 结果主要反映视网膜黄斑部和视神经的功能,对于黄斑中心凹病变及视神经病变的病人,术前 F-VEP 检查结果可在一定程度上预测术后视功能情况。两种方法(F-ERG 和 F-VEP)结合起来综合判断比单一方法更具优势,但是对于先天性白内障合并弱视病人的视功能评判仍有局限。

双通道客观视觉质量分析系统能够直接测量晶状体混浊引起的眼散射,在光学功能方面量化白内障对视觉的影响,计算模拟 100% 对比度视力。通过模拟对比度视力与病人验光视力的比较来预测白内障病人的视觉相关神经功能,为术后视觉的预测提供参考,在临床应用如下:

1. 如果模拟 100% 对比度视力≥验光视力时,说明视力下降不全是因为白内障,可能还存在视网膜或视神经疾病等因素,单纯行白内障手术后视力恢复不佳,不能完全解决视力问题,是否行白内障手术需谨慎。

2. 如果模拟 100% 对比度视力＜验光视力时,说明视力下降是由白内障造成的,预测术后视力提高可能性大,可以建议手术。

第二节　预测术后视觉可能改善的病例

患者女性,66 岁。既往有高血压病史。

主诉:右眼渐进性视物模糊半年。

裸眼视力:OD 4.8,OS 4.7

验光:OD +1.50/−0.75×140=4.9;OS +1.50/−0.50×95=4.9

专科检查:右眼晶状体混浊 C2N1P1,其余前后节结构未见异常。

辅助检查:OCT 示右眼黄斑区形态完整。IOL-master 眼轴右眼 23.18mm,左眼 23.02mm。

术前双通道客观视觉质量分析系统检查结果(图 8-2-1)发现右眼 OSI3.5,MTF cut off 10.501c/deg,SR 0.081,100% 对比度视力 0.4,20% 对比度视力 0.3,9% 对比度视力 0.2。

预测术后视觉:右眼最佳矫正视力 0.8,高于 100% 对比度视力 0.4,预测白内障术后视觉质量可有提高。

行右眼白内障超声乳化吸除联合人工晶状体植入术。

术后 3 个月:OD +0.75/−1.00×115=5.0。双通道客观视觉质量分析系统检查结果(图 8-2-2)发现右眼 100% 对比度视力 1.0,20% 对比度视力 0.6,9% 对比度视力 0.4,OSI1.5,MTF cut off 31.126c/deg,SR 0.151,均比术前改善。

该病人术前验光视力比模拟对比度视力好,提示病人视觉质量降低的

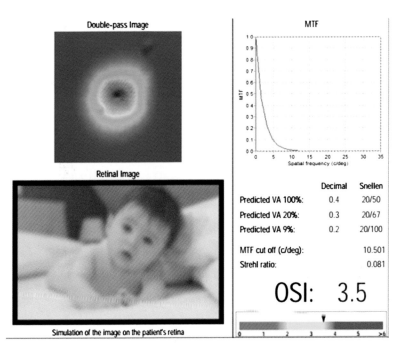

图 8-2-1　术前右眼双通道客观视觉质量分析结果

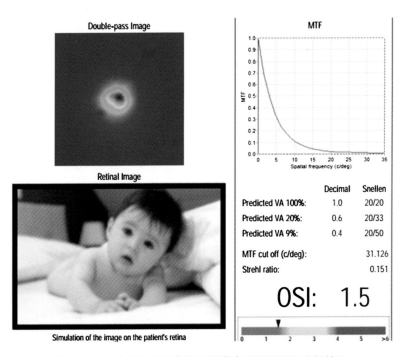

图 8-2-2　术后 3 个月右眼双通道客观视觉质量分析结果

主要原因为晶状体混浊,行白内障超声乳化吸除联合人工晶状体植入手术后视觉质量可提高,预测术后视觉质量较好。病人术后 3 个月验光视力虽只比术前稍提高,但双通道客观视觉质量分析系统检测发现,病人 OSI 明显降低,MTFcut off 值明显提高,视觉质量较术前有显著提高。该病人的这些检查数据客观地证实了白内障手术对病人视觉质量提高有效,与双通道客观视觉质量分析系统预测术后视觉质量结果相符。

第三节　预测术后视觉难以改善的病例

患者女性,82 岁。既往有糖尿病史 8 年,血糖控制可。

主诉:双眼渐进性视物模糊 1 年余,加重 3 个月。

裸眼视力:OD 4.0,OS 4.2

验光:OD −2.50/−1.75×88=4.5;OS −0.75/−1.50×88=4.4

专科检查:右眼晶状体混浊 C3N1P3,其余前节结构未见异常,眼底:视乳头界清,色淡红,C/D=0.5,后极部视网膜平伏,黄斑中心凹反光未见。左眼晶状体混浊 C3N2P2,其余前节结构和眼压未见异常,眼底:视乳头界清,色淡红,C/D=0.5,后极部视网膜平伏,黄斑中心凹反光未见。

辅助检查:OCT 示双眼黄斑区视网膜形态尚可,下方视乳头神经纤维层厚度轻度变薄(图 8-3-1)。IOL-master 眼轴右眼 23.25mm,左眼 23.53mm。

术前双通道客观视觉质量分析系统检查结果(图 8-3-2、图 8-3-3)显示右眼 100% 对比度视力 0.3,20% 对比度视力 0.2,9% 对比度视力 0.1,OSI 7.3。左眼 100% 对比度视力 0.3,20% 对比度视力 0.2,9% 对比度视力 0.1,OSI 7.4,双眼属于成熟期白内障,均有手术指征。

预测术后视觉:右眼最佳矫正视力 4.5,等于 100% 对比度视力;左眼最佳矫正视力 4.4,比 100% 对比度视力差。提示病人的视觉系统神经增益功能有限,视力下降不全是因为白内障引起,可能还存在视网膜或视神经疾病等因素。同时考虑到该病人高龄,且视乳头色淡红,C/D=0.5,OCT 示视神经纤维层厚度轻度变薄。因此,医师认为白内障手术后视力恢复可能不理想,进一步与病人及家属沟通后,病人及家属在充分知情下选择试行右眼白内障超声乳化吸除联合人工晶状体植入术。病人手术过程顺利,术后随访视力:OD +0.50/−0.75×45=4.7,病人及家属对视力预后表示理解。

由本例可知,病人术前验光视力劣于或等于模拟对比度视力,提示视觉质量的降低除了白内障之外,还存在其他因素,行白内障手术后视力恢复可能不理想,并在此基础上帮助实现良好的医患沟通,制订合理的治疗计划。

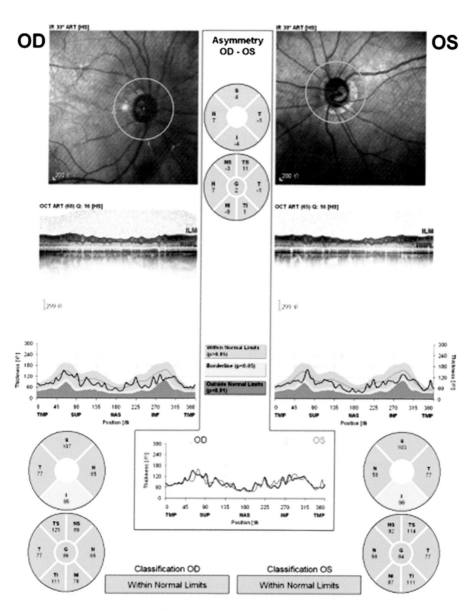

图 8-3-1 术前双眼 OCT 视盘神经纤维层厚度检查

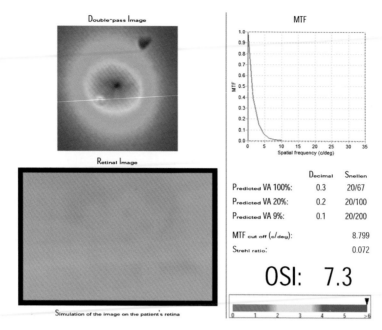

图8-3-2　术前右眼双通道客观视觉质量分析结果

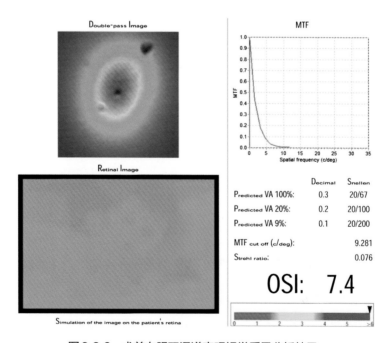

图8-3-3　术前左眼双通道客观视觉质量分析结果

（俞阿勇）

76

第 九 章

医 患 沟 通

第一节　概　述

双通道客观视觉质量分析系统的使用有利于在临床上实现良好的医患沟通。除了前文所述的在白内障手术时机选择、预测术后视觉方面的应用之外，检查过程中可以提供直观的病人视网膜成像模拟图（图9-1-1），有利于病人及其家属就疾病本身（如晶状体混浊）对视觉质量的影响做出直观判断，帮助医患各方做出合理决策。

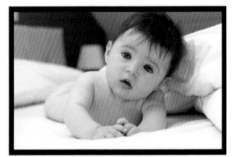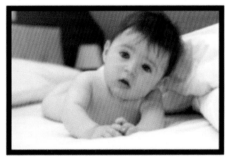

Image of a baby at 1 meter distance　　　　　　Simulation of the image on the patient's retina

图 9-1-1　视网膜成像模拟图

左图为1米距离处原始图像（婴儿），右图为原始图像在病人视网膜上成像的模拟图

第二节　病情和术后视觉预后复杂的病例

患者男性，47岁。

主诉：左眼视物不清3年。

裸眼视力：OD 4.7，OS FC/30cm

验光：OD +6.50/–0.50 × 5=4.9，OS　FC/40cm

专科检查：左眼Marcus-Gunn瞳孔（+），晶状体轻度混浊（图9-2-1），玻璃体

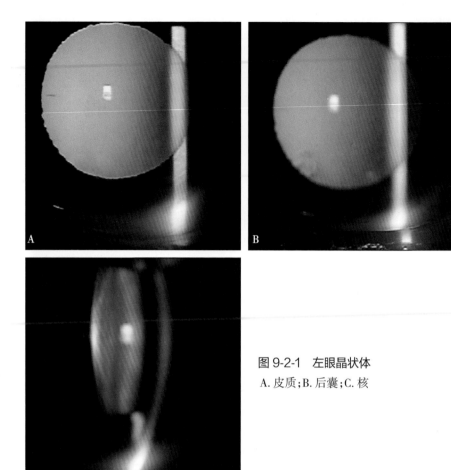

图 9-2-1 左眼晶状体
A. 皮质;B. 后囊;C. 核

絮状混浊,视乳头色稍白,C/D=0.4,其余眼前后节结构未见明显异常。

双通道客观视觉质量分析系统检查结果(图 9-2-2):左眼 OSI=2.6,属于早期白内障;MTF cut off 为 13.836c/deg,表明左眼视觉质量已经下降;对比度视力 0.5,而验光视力指数 /40cm(明显差于对比度视力),提示视觉相关的神经功能存在异常,术后视力效果差。此时医师给病人及其家属直观地展示白内障引起的视觉质量模拟图,充分沟通,向其说明尽管病人看到的图像已经比较模糊,有白内障手术必要,但白内障引起的视物模糊程度不至于差到只有指数的视力,需要进一步进行视觉电生理等检查以明确视网膜和神经功能状况。病人及其家属看到直观的图像容易理解,并有助于他们做出诊疗决定。

眼底 OCT:右眼黄斑区局部视网膜色素上皮层反射欠平整,视乳头视网膜神经纤维层厚度在正常范围内。左眼黄斑区神经上皮层厚度变薄(图 9-2-3),

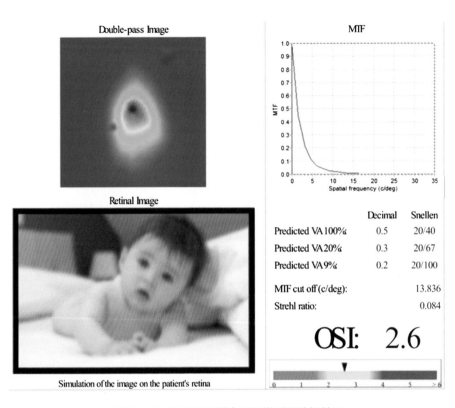

图 9-2-2 左眼双通道客观视觉质量分析结果

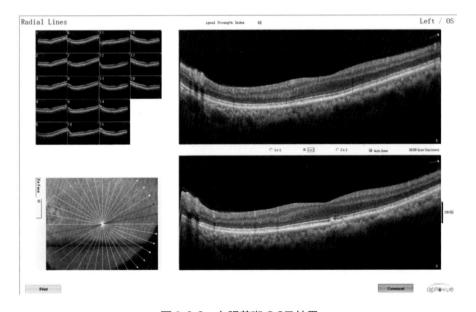

图 9-2-3 左眼黄斑 OCT 结果

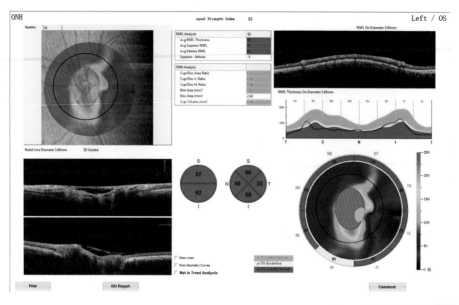

图 9-2-4　左眼视乳头 OCT 结果

视乳头视网膜神经纤维层厚度变薄(图 9-2-4)。

　　视觉电生理检查:左眼 P100 潜伏期延迟。双眼 P50 潜伏期未见延迟。

　　诊断:左眼视神经萎缩。

第三节　需要手术,但患者顾虑的病例

　　患者男性,59 岁。

　　主诉:双眼视物不清 1 年余。

　　裸眼视力: OD 4.8,OS 4.8

　　验光:OD /−0.75 × 75=4.9,OS+0.50/−0.75 × 80=4.9

　　专科检查:双眼晶状体轻混 C2N1P1,玻璃体絮状混浊,视乳头界清色红,C/D=0.3,其余眼前后节结构未见明显异常。

　　辅助检查:OCT 示双眼黄斑区视网膜形态正常。

　　术前双通道客观视觉质量分析系统检查结果(图 9-3-1、图 9-3-2)发现右眼 OSI 3.4,100% 对比度视力 0.6,20% 对比度视力 0.4,9% 对比度视力 0.2,MTF cut off 18.283c/deg,SR 0.103。左眼 OSI 3.3,100% 对比度视力 0.7,20% 对比度视力 0.4,9% 对比度视力 0.3,MTF cut off 20.883c/deg,SR 0.118。

　　病人矫正视力尚可(0.8),对是否行手术顾虑重重。本例病人主观视觉症状明显,VF-14 视功能指数量表得分 83.33,双通道客观视觉质量分析系统检

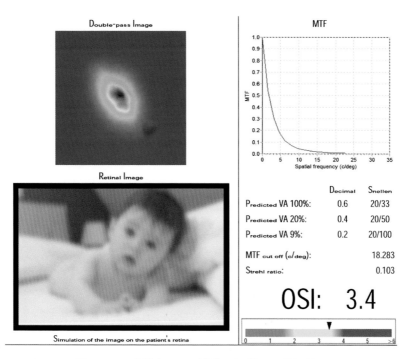

图 9-3-1 术前右眼双通道客观视觉质量分析结果

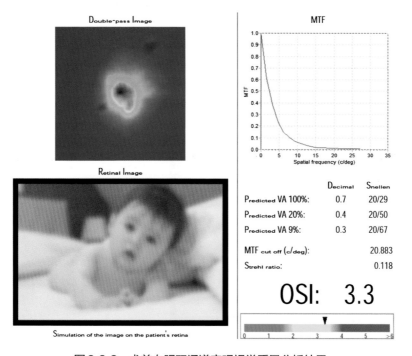

图 9-3-2 术前左眼双通道客观视觉质量分析结果

查结果(图 9-3-1、图 9-3-2)示双眼视觉质量降低,主客观检查相符。另一方面病人模拟对比度视力低于主观视力,说明视力下降由白内障造成,预测术后视觉质量提高,建议手术。在病情解释中结合双通道客观视觉质量分析系统检查结果与病人及其家属充分沟通,使其了解造成视觉症状的主因,最终病人及其家属选择手术治疗。

第四节　可不手术,但患者要求手术的病例

患者女性,63 岁。

主诉:双眼视物不清 1 年。

专科检查:裸眼视力: OD 4.8, OS 4.8

验光:OD +1.50/−0.50 × 60=4.9,OS +1.50=4.9

专科检查:双眼晶状体轻度混浊 C2N1P1,玻璃体絮状混浊,视乳头界清,色红,C/D=0.3,其余眼前后节结构未见明显异常。

双通道客观视觉质量分析系统检查结果(图 9-4-1、图 9-4-2)发现右眼

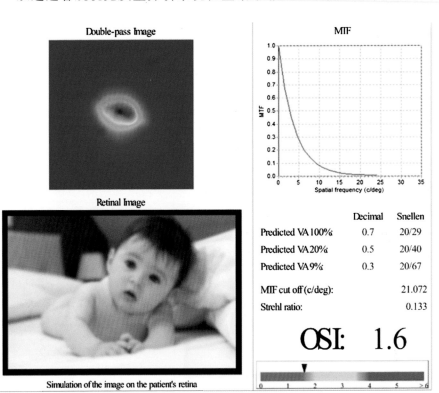

图 9-4-1　右眼双通道客观视觉质量分析结果

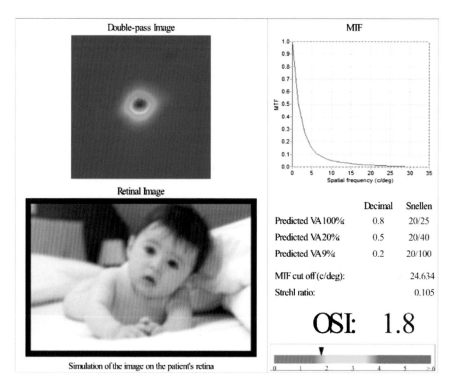

图9-4-2 左眼双通道客观视觉质量分析结果

OSI1.6,左眼 1.8,均属于早期白内障。右眼 MTF cut off 21.072c/deg,SR 0.133,左眼 MTF cut off 24.634 c/deg,SR 0.105,视觉质量轻度下降。

　　该病人白内障混浊程度较轻,但主观症状明显,要求手术。双通道客观视觉质量分析系统检查结果提示双眼均属于早期白内障,视觉质量仅轻度下降。向病人及家属展示直观的视网膜成像模拟图,病人及其家属就白内障对视觉质量的影响做出直观判断,理解白内障当前的状态对视觉质量影响不大,如果仅从白内障的角度考虑可暂不手术。充分沟通后病人及其家属表示理解,医师嘱其随访观察,必要时验光配镜。

(俞阿勇)

83

第 十 章

白内障治疗方式的疗效比较

第一节 概　述

白内障治疗的不同方式疗效如何最终要归结到视觉质量的评价上，特别是植入不同类型的人工晶状体对视觉质量的影响。双通道客观视觉质量分析提供的相关参数同样适用于不同类型的人工晶状体植入术后视网膜成像质量的比较，从而为临床上人工晶状体的选择提供客观依据。临床医师可以通过对不同人工晶状体植入术后视觉质量的测量结果进行比较，用以指导临床。

第二节　单焦点人工晶状体植入术后病例

患者男性，52 岁。

术前左眼角膜 Pentacam 检查（图 10-2-1）发现角膜球差在 6mm 直径时为

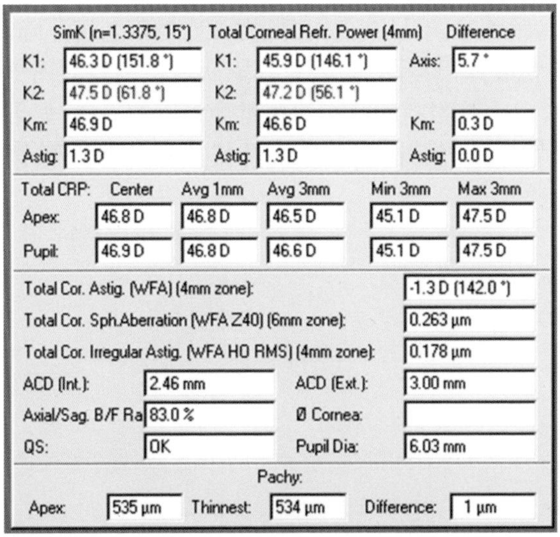

图 10-2-1　左眼术前 Pentacam 检查，示左眼角膜球差 0.263μm

0.263μm。

左眼行白内障超声乳化吸除联合人工晶状体植入术（+16.0D，型号：SN60WF）。

术后3个月随访：验光 +0.25D，远、中、近视力分别为5.0、4.6、4.6。

双通道客观视觉质量分析系统检查结果（图 10-2-2）显示左眼客观综合光学质量好。

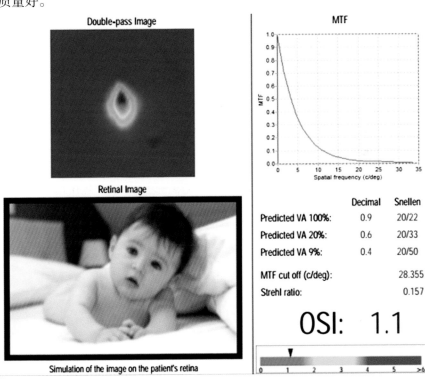

图 10-2-2 左眼术后双通道客观视觉质量分析系统检查结果

对比敏感度检查显示视觉质量好（图 10-2-3）。主客观检查结果基本相符。

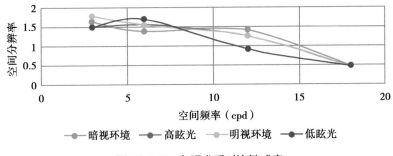

图 10-2-3 左眼术后对比敏感度

第三节　渐进衍射多焦点人工晶状体植入术后病例

患者男性,69 岁。

右眼行白内障超声乳化吸除联合人工晶状体植入术(+20.5D,型号:SN6AD1)。

术后 3 个月随访:验光 +0.50DS,远、中、近距离视力分别为 5.0、4.6、4.8。离焦曲线见图 10-3-1。

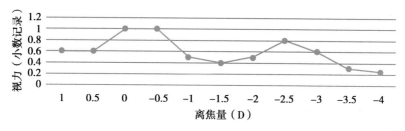

图 10-3-1　右眼术后离焦曲线

双通道客观视觉质量分析系统检查结果(图 10-3-2)发现右眼客观综合光学质量尚好。

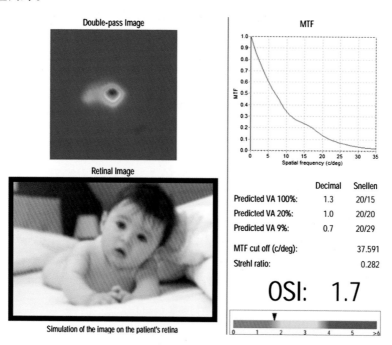

图 10-3-2　右眼术后双通道客观视觉质量分析系统检查结果

对比敏感度检查显示视觉质量尚好(图 10-3-3)。主客观检查结果基本相符。

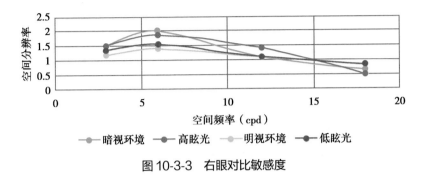

图 10-3-3　右眼对比敏感度

第四节　区域折射型多焦点人工晶状体植入术后病例

患者男性,77 岁。

左眼行飞秒激光散光性角膜切开 + 白内障超声乳化吸除 + 人工晶状体植入术(+18.0D,型号:MF30)。

术后 3 个月随访:验光 +0.25/–0.50×175,远、中、近距离视力分别为 5.0、4.6、4.8。离焦曲线见图 10-4-1。

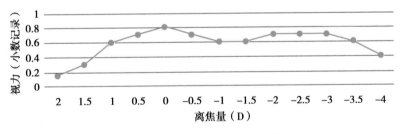

图 10-4-1　左眼术后离焦曲线

双通道客观视觉质量分析系统检查结果(图 10-4-2)发现左眼客观综合光学质量尚好。

对比敏感度检查显示视觉质量尚好(图 10-4-3)。主客观检查结果基本相符。

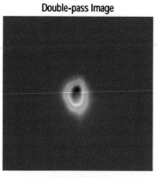

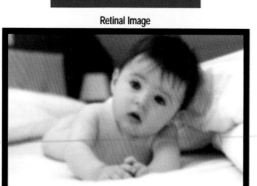

图 10-4-2　左眼术后双通道客观视觉质量分析系统检查结果

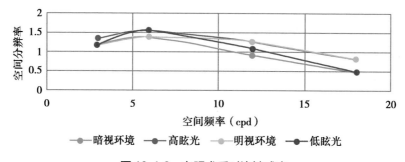

图 10-4-3　左眼术后对比敏感度

第五节　小阶梯光栅衍射人工晶状体植入术后病例

患者男性,34 岁。

左眼行飞秒激光散光角膜切开 + 白内障超声乳化吸除 + 人工晶状体植入术(+17.5D,型号:ZXR00)。

术后 3 个月随访：验光 /–0.50×40，远、中、近距离视力分别为 5.0、4.9、4.5。离焦曲线见图 10-5-1。

双通道客观视觉质量分析系统检查结果（图 10-5-2）发现左眼客观综合光学质量好。

对比敏感度检查显示视觉质量好（图 10-5-3）。主客观检查结果基本相符。

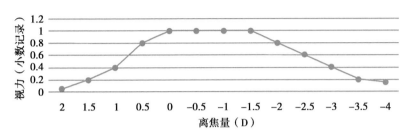

图 10-5-1　左眼术后离焦曲线

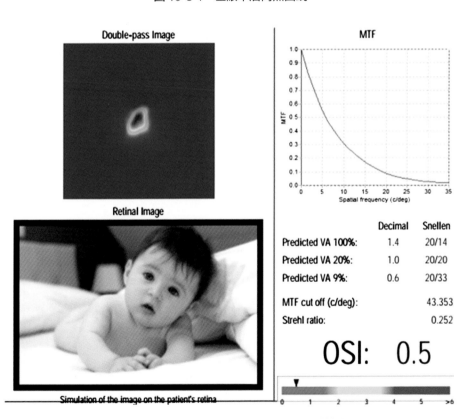

图 10-5-2　左眼双通道客观视觉质量分析系统检查结果

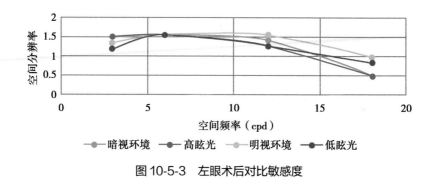

图 10-5-3　左眼术后对比敏感度

第六节　三焦点人工晶状体植入术后病例

患者女性,70 岁。

右眼行飞秒激光微切口白内障超声乳化吸除联合人工晶状体植入术
(+21.5D,型号:AT LISA tri 839MP)。

术后 3 个月随访:验光 +0.50,远、中、近距离视力分别为 5.0、4.8、4.8。离焦曲
线见图 10-6-1。

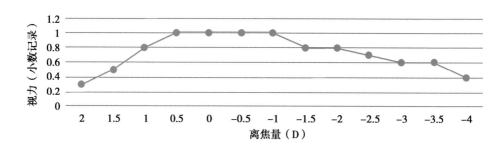

图 10-6-1　右眼术后离焦曲线

双通道客观视觉质量分析系统检查结果(图 10-6-2)发现右眼客观综合光
学质量好。

对比敏感度检查显示视觉质量好(图 10-6-3)。主客观检查结果基本相符。

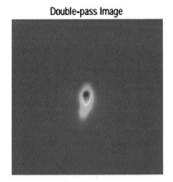

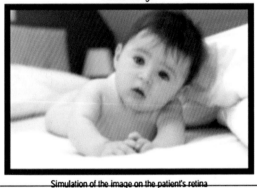

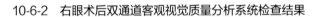

10-6-2　右眼术后双通道客观视觉质量分析系统检查结果

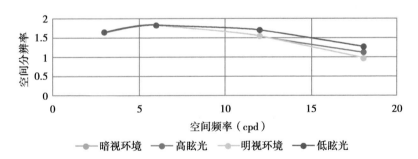

图 10-6-3　右眼术后对比敏感度

（俞阿勇）

第十一章

后发性白内障治疗时机

第一节 概　　述

后发性白内障(posterior capsule opacification,PCO)是白内障囊外摘除术后最常见的并发症,可导致术后视觉质量再度下降。临床上常采用 Nd:YAG 激光后囊膜切开术治疗。

临床上常规采用裂隙灯后照法评价后囊膜混浊程度,通常将激光治疗的时机选在 3 级 PCO 形成前,后囊混浊影响视力时,并距白内障手术至少 2 个月以上(最佳时机为 PCO 开始形成后 3~6 个月)。但是,临床上也可见到一些早期 PCO 病人主诉视物模糊、眩光、夜间视力下降,并影响他们的正常生活,尤其是一些多焦点人工晶状体植入术后的病人,由于多焦点人工晶状体的分光作用,对于早期 PCO 更加敏感。因此,客观地评估 PCO 对病人视觉质量的影响可以为临床医师决定治疗时机提供依据。

后囊膜混浊程度的临床评估方法可分为前散射和后散射两类。最常见的利用后散射评估后囊膜混浊程度的方法为裂隙灯检查,也可以利用后照法获得的图像联合计算机软件来评估后囊膜混浊程度,如 PCO 自动评估系统(automated quantification of after-cataract)等软件。然而,与评价白内障混浊的情况类似,后散射所获得的图像并不能反映视网膜像的真实影响情况,实际上在视网膜成像中起决定作用的是前散射。OQAS Ⅱ、C-QUANT 散射计量仪等是利用前散射来评估眼内散射情况的设备。

C-QUANT 利用补偿对比法将中心补偿光部分划分成了两个半圆。通过改变两个半圆补偿光的亮度,让受试者主观判断哪个半圆较亮,获得一系列的测量值,之后运用最大似然比原理拟合散射曲线,确定受试者的散射值。Maartje 认为散射的测量是后囊膜切开术一项敏感的参考指标,特别是对于早期 PCO 病人。在临床实践中,术前 C-QUANT 测量值 1.44log(s),BCVA(logMAR) $\geqslant 0.21$ 可以作为行后囊膜切开术的临界值。然而,C-QUANT 散射计仍有一定局限性,包括:

（1）明视检查过程中瞳孔无法控制。

（2）受试者需对仪器图像变化做出主观应答，视力的下降会使测量的准确性下降。

（3）测量的时间较长，受试者疲劳、瞬目不足引起泪膜不稳定。

双通道客观视觉质量分析系统的光线经过双通道光学系统及人眼各屈光介质后，到达视网膜，再经视网膜反射回来，原理上利用前散射直接获得视网膜上的成像，真实客观地了解 PCO 病人的视觉质量。系统具有重复性好、操作快速简单、易于配合的优点，且内置的软件还可以测量不同对比度视力，比起高对比度的视力表，更能反映出 PCO 对病人视觉的影响。但是，双通道客观视觉质量分析系统不适用于后囊膜混浊位于周边病人的评估，因为测量视角较小，对于 PCO 混浊范围主要位于周边者，OSI 测量值偏低。

Alfredo 等应用 OQAS Ⅱ研究植入两种不同多焦点人工晶状体（A 组为 LISA 366D，B 组 Tecnis ZM900）术后的视觉质量，发现 A、B 组的 OSI 值分别为 1.83 ± 0.91、2.00 ± 0.74，两组的数值均高于 1.0。本研究团队在比较单焦点人工晶状体与渐进衍射多焦点人工晶状体和区域折射型多焦点人工晶状体植入术后视觉质量时也发现相似结果，多焦点人工晶状体植入术后 OSI 比单焦点人工晶状体增大。因此，植入多焦点人工晶状体的病人在出现 PCO 时，比植入单焦点人工晶状体者更敏感，耐受性要差。多焦点 IOL 植入术后 OSI 的增大在一定程度上使得病人出现视觉干扰的可能性增大，即轻微的后囊膜混浊即可引起主观症状。此时，采用传统裂隙灯评价后囊膜混浊时，常会忽略轻微后囊膜混浊对视觉质量的影响而推迟 Nd:YAG 激光治疗时机。如果采用双通道客观视觉质量分析系统对病人进行视觉质量的评价，有可能发现轻微后囊膜混浊与多焦点人工晶状体的双重作用下病人视觉质量已经下降到有临床意义的程度，为决定 Nd:YAG 激光后囊膜切开术时机提供客观依据。

第二节　多焦点人工晶状体植入术后病例

患者女性，59 岁。

右眼多焦点人工晶状体植入术后 5 年（型号：SN6AD1）。

术后 3 个月验光：OD −0.25=5.0，OS +0.50/−0.50×100=5.0

此次主诉：右眼视物模糊半年。

裸眼视力：OD 4.8，OS 5.0

验光：OD −1.50=4.9，OS +0.50/−0.50×105=5.0

查体：右眼 IOL 位正透明，后囊膜中央区见少量点状混浊（图 11-2-1、图 11-2-2），其余前后节结构未见明显异常。

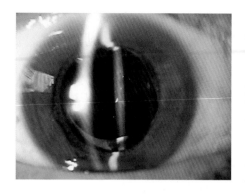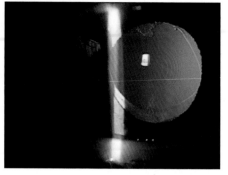

图 11-2-1　右眼前节（直接对焦法）　　　图 11-2-2　右眼前节（后照法）

采用裂隙灯检查后囊混浊不明显,实际检查的只是后散射,未能反映出病人真实的后囊混浊程度及其与多焦点 IOL 综合作用对视觉质量的影响,导致裂隙灯检查结果与病人主诉不一致,医师缺乏客观依据支持治疗干预。

双通道客观视觉质量分析系统检查结果(图 11-2-3)发现右眼 OSI 为 3.3,

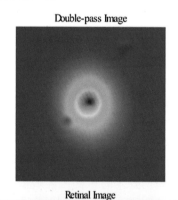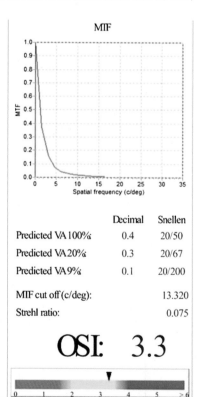

图 11-2-3　右眼双通道客观视觉质量分析系统检查结果

提示眼内散射明显；MTF cutoff 为 13.320c/deg，SR 0.075，VA 100% 0.4，VA 20% 0.3，VA9% 0.1，提示右眼视觉质量已经严重下降。病人可以看到当前的视觉质量模拟图已经比较模糊。

对比度视力右眼 0.4，而验光视力 0.8，提示视觉相关的神经功能正常，预期治疗后视觉效果好。

此时医师可以明确给出 PCO 治疗建议，即采用 Nd:YAG 激光后囊膜切开术治疗。

第三节　先天性白内障术后病例

患者女性，37 岁。右眼先天性白内障术后 10 余年。

主诉：右眼视物不清 3 月。

裸眼视力：OD 4.2

验光：OD−1.75/−0.50×80=4.2。

专科检查：右眼瞳孔椭圆形，鼻上方移位，人工晶状体位正透明，后囊膜中央区 2mm×2mm 已切开，周边混浊（图 11-3-1、图 11-3-2），玻璃体絮状混浊，其余眼前后节结构未见异常。

诊断：右眼后发性白内障

双通道客观视觉质量分析系统检查结果（图 11-3-3）发现右眼 OSI=3.3，提示眼内散射明显，MTF cut off 为 16.284c/deg，SR 0.104，VA 100% 0.5，VA 20% 0.4，VA 9% 0.2，视觉质量明显下降。病人可以看到当前的视觉质量模拟图已经比较模糊。

对比度视力右眼 0.5，验光视力 0.2，提示病人视觉相关的神经功能损害。告知 YAG 激光晶状体后囊膜切开术后效果不佳。经充分沟通后，病人及其家属表示理解，决定选择治疗。

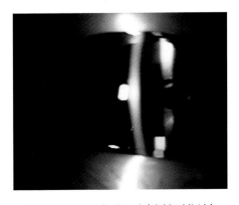

图 11-3-1　后囊膜混浊（直接对焦法）

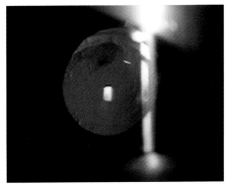

图 11-3-2　后囊膜混浊（后照法）

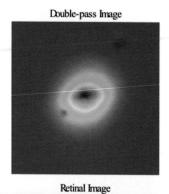

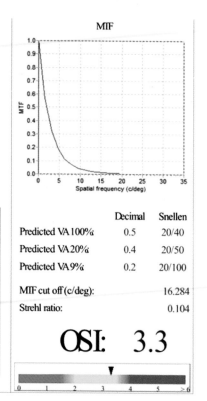

图 11-3-3　双通道客观视觉质量分析系统检查结果

（俞阿勇）

参 考 文 献

1. 宫贤惠,叶凌颖,林志博,等 . +3.00D 和 +2.50D 近附加度数多焦点人工晶状体植入术后视觉质量比较 . 中华眼视光学与视觉科学杂志,2017,19(10):606-612

2. 林志博,黄芳,潘安鹏,等 . 区域折射型多焦点人工晶状体植入术后视觉质量的临床研究 . 中华眼视光学与视觉科学杂志,2017,19(8):482-487

3. 俞阿勇 . 屈光性白内障手术的若干挑战 . 中华眼视光学与视觉科学杂志,2017,19(2):65-70

4. Al-Nashar HY,Khalil AS. Primary posterior capsulotomy in adults with posterior capsule opacification. J Cataract Refract Surg,2016,42(11):1615-1619

5. Yu AY,Lu T,Pan AP,et al. Assessment of Tear Film Optical Quality Dynamics. Invest Ophthalmol Vis Sci,2016,57(8):3821-3827

6. Jimenez R,Valero A,Fernandez J,et al. Optical quality and visual performance after cataract surgery with biaxial microincision intraocular lens implantation. J Cataract Refract Surg,2016,42(7): 1022-1028

7. Plaza-Puche AB,Alio JL,Sala E,et al. Impact of low mesopic contrast sensitivity outcomes in different types of modern multifocal intraocular lenses. Eur J Ophthalmol,2016;26(6):612-617

8. Dohlman TH,Ciralsky JB,Lai EC. Tear film assessments for the diagnosis of dry eye. Curr Opin Allergy Clin Immunol,2016,16(5): 487-491.

9. Faria-Correia F,Lopes B,Monteiro T,et al.Scheimpflug lens densitometry and ocular wavefront aberrations in patients with mild nuclear cataract. J Cataract Refract Surg,2016,42(3):405-411

10. Yotsukura E,Torii H,Saiki M,et al. Effect of neodymium:YAG laser capsulotomy on visual function in patients with posterior capsule opacification and good visual acuity. J Cataract Refract Surg,2016,42(3): 399-404

11. Galliot F,Patel SR,Cochener B. Objective Scatter Index: Working Toward a New Quantification of Cataract? J Refract Surg,2016,32(2):96-102

12. Kessel L,Andresen J,Erngaard D,et al.Indication for cataract surgery. Do we have evidence of who will benefit from surgery? A systematic review and meta-analysis. Acta Ophthalmol,2016,94(1):10-20

13. 俞阿勇,施恩,王勤美,等 . 不同年龄段成年人眼的综合光学质量客观评估 . 中华眼科

杂志,2016,52(1):47-50

14. Brenner LF. Corneal higher-order aberrations and higher-order Strehl ratio after aberration-free ablation profile to treat compound myopic astigmatism. J Cataract Refract Surg,2015,41(12):2672-2682

15. 胡爱莲,蔡啸谷,万修华,等. 干眼对视网膜成像质量的影像. 中华眼视光学与视觉科学杂志,2015,17(9)533-537

16. Henault F. Strehl ratio: a tool for optimizing optical nulls and singularities. J Opt Soc Am A Opt Image Sci Vis,2015,32(7):1276-1287

17. Hu AL,Qiao LY,Zhang Y,et al.Reproducibility of optical quality parameters measured at objective and subjective best focuses in a double-pass system.Int J Ophthalmol,2015,8(5):1043-1050

18. Tan CH,Labbe A,Liang Q,et al. Dynamic change of optical quality in patients with dry eye disease. Invest Ophthalmol Vis Sci,2015,56(5):2848-2854

19. Pan AP,Wang QM,Huang F,et al.Correlation among lens opacities classification system Ⅲ grading,visual function index-14,pentacam nucleus staging,and objective scatter index for cataract assessment. Am J Ophthalmol,2015,159(2):241-247.

20. Filgueira CP,Sanchez RF,Colombo EM,et al.Discrimination between surgical and nonsurgical nuclear cataracts based on ROC analysis. Curr Eye Res,2014,39(12):1187-1193

21. Qiao L,Wan X,Cai X,et al. Comparison of ocular modulation transfer function determined by a ray-tracing aberrometer and a double-pass system in early cataract patients. Chin Med J(Engl),2014,127(19):3454-3458

22. 马晓芸,朱剑锋,殷丽红,等. 视频终端工作人群干眼流行特征分析. 中华眼视光学与视觉科学杂志,2014,16(9): 527-531

23. Smirthwaite G,Lundstrom M,Albrecht S,et al.Indication criteria for cataract extraction and gender differences in waiting time. Acta Ophthalmol,2014,92(5): 432-438

24. Lim SA,Hwang J,Hwang KY,et al. Objective assessment of nuclear cataract: comparison of double-pass and Scheimpflug systems. J Cataract Refract Surg,2014,40(5): 716-721

25. Lee H,Lee K,Ahn JM,et al.Double-pass system assessing the optical quality of pseudophakic eyes. Optom Vis Sci,2014,91(4):437-443

26. de Juan V,Aldaba M,Martin R,et al.Optical quality and intraocular scattering assessed with a double-pass system in eyes with contact lens induced corneal swelling. Cont Lens Anterior Eye,2014,37(4):278-284

27. Ramos L,Barreira N,Pena-Verdeal H,et al.Automatic assessment of tear film break-up dynamics. Stud Health Technol Inform,2014,207:173-182

28. Kobashi H,Kamiya K,Yanome K,et al.Longitudinal assessment of optical quality and intraocular scattering using the double-pass instrument in normal

eyes and eyes with short tear breakup time. PLoS One,2013,8(12):e82427

29. Lee BS,Munoz BE,West SK,et al. Functional improvement after one- and two-eye cataract surgery in the Salisbury Eye Evaluation. Ophthalmology,2013,120(5): 949-955

30. Huelle JO,Katz T,Draeger J,et al. Accuracy of wavefront aberrometer refraction vs manifest refraction in cataract patients: impact of age,ametropia and visual function. Graefes Arch Clin Exp Ophthalmol,2013,251(4):1163-1173.

31. Cabot F,Saad A,McAlinden C,et al.Objective assessment of crystalline lens opacity level by measuring ocular light scattering with a double-pass system. Am J Ophthalmol,2013,155(4):629-635

32. Wong WL,Li X,Li J,et al. Cataract conversion assessment using lens opacity classification system Ⅲ and Wisconsin cataract grading system. Invest Ophthalmol Vis Sci,2013,54(1):280-287

33. Denoyer A,Rabut G,Baudouin C. Tear film aberration dynamics and vision-related quality of life in patients with dry eye disease. Ophthalmology,2012,119(9):1811-1818

34. Vilaseca M,Romero MJ,Arjona M,et al. Grading nuclear,cortical and posterior subcapsular cataracts using an objective scatter index measured with a double-pass system. Br J Ophthalmol,2012,96(9):1204-1210

35. Diaz-Valle D,Arriola-Villalobos P,et al. Effect of lubricating eyedrops on ocular light scattering as a measure of vision quality in patients with dry eye. J Cataract Refract Surg,2012,38(7):1192-1197

36. van der Meulen IJ,Gjertsen J,Kruijt B,et al. Straylight measurements as an indication for cataract surgery. J Cataract Refract Surg,2012,38(5):840-848

37. Tomas J,Pinero DP,Alio JL. Intra-observer repeatability of optical quality measures provided by a double-pass system. Clin Exp Optom,2012,95(1):60-65

38. 汤欣,宋慧. 白内障术后视觉质量的综合评估. 中华眼科杂志,2012,48(4):379-382

39. Benito A,Perez GM,Mirabet S,et al. Objective optical assessment of tear-film quality dynamics in normal and mildly symptomatic dry eyes. J Cataract Refract Surg,2011,37(8):1481-1487

40. Nam J,Thibos LN,Bradley A,et al.Forward light scatter analysis of the eye in a spatially-resolved double-pass optical system. Opt Express, 2011,19(8):7417-7438

41. Martinez-Roda JA,Vilaseca M,Ondategui JC,et al. Optical quality and intraocular scattering in a healthy young population. Clin Exp Optom, 2011,94(2):223-229

42. Shandiz JH,Derakhshan A,Daneshyar A,et al. Effect of cataract type and severity on visual acuity and contrast sensitivity. J Ophthalmic Vis Res,2011,6(1):26-31

43. Yamaguchi T,Negishi K,Ohnuma K,et al. Correlation between contrast

sensitivity and higher-order aberration based on pupil diameter after cataract surgery. Clin Ophthalmol,2011,5:1701-1707

44. Artal P,Benito A,Perez GM,et al. An objective scatter index based on double-pass retinal images of a point source to classify cataracts. PLoS One,2011,6(2):e16823

45. Bal T,Coeckelbergh T,Van Looveren J,et al. Influence of cataract morphology on straylight and contrast sensitivity and its relevance to fitness to drive. Ophthalmologica,2011,225(2):105-111

46. Ridder WH 3rd,Tomlinson A,Huang JF,et al. Impaired visual performance in patients with dry eye.Ocul Surf,,2011,9(1):42-55

47. 王雁. 波前像差与临床视觉矫正. 北京:人民卫生出版社,2011:71.

48. Moreno LJ,Pinero DP,Alio JL,et al.Double-pass system analysis of the visual outcomes and optical performance of an apodized diffractive multifocal intraocular lens. J Cataract Refract Surg,2010,36(12):2048-2055

49. Mesci C,Erbil HH,Olgun A,et al.Differences in contrast sensitivity between monofocal,multifocal and accommodating intraocular lenses: long-term results. Clin Exp Ophthalmol,2010,38(8):768-777

50. Quintana JM,Arostegui I,Alberdi T,et al. Decision trees for indication of cataract surgery based on changes in visual acuity. Ophthalmology,2010,117 (8):1471-1478Szczesna DH,Iskander DR. Lateral shearing interferometry for analysis of tear film surface kinetics. Optom Vis Sci,2010,87(7):513-517

51. Hong YT,Kim SW,Kim EK,et al.Contrast sensitivity measurement with, 2 contrast sensitivity tests in normal eyes and eyes with cataract. J Cataract Refract Surg,2010,36(4):547-552

52. Saad A,Saab M,Gatinel D. Repeatability of measurements with a double-pass system. J Cataract Refract Surg,2010,36(1):28-33

53. Vianya-Estopa M,Douthwaite WA,Funnell CL,et al.Clinician versus potential acuity test predictions of visual outcome after cataract surgery. Optometry,2009,80(8):447-453

54. Grewal DS,Brar GS,Grewal SP. Correlation of nuclear cataract lens density using Scheimpflug images with Lens Opacities Classification System Ⅲ and visual function. Ophthalmology,2009,116(8):1436-1443

55. Sandoval HP,Fernandez de Castro LE,Vroman DT,et al.Comparison of visual outcomes,photopic contrast sensitivity,wavefront analysis,and patient satisfaction following cataract extraction and IOL implantation: aspheric vs spherical acrylic lenses. Eye(Lond),2008,22(12):1469-1475

56. Pei X,Bao Y,Chen Y,Li X. Correlation of lens density measured using the Pentacam Scheimpflug system with the Lens Opacities Classification System Ⅲ grading score and visual acuity in age-related nuclear cataract. Br J Ophthalmol,2008,92(11):1471-1475

57. Ortiz D,Alio JL,Ruiz-Colecha J,et al. Grading nuclear cataract opacity by densitometry and objective optical analysis. J Cataract Refract Surg, 2008,34(8):1345-1352

58. Zeng M,Liu Y,Liu X,et al. Aberration and contrast sensitivity comparison of aspherical and monofocal and multifocal intraocular lens eyes. Clin Exp Ophthalmol,2007,35(4):355-360

59. Tzelikis PF,Akaishi L,Trindade FC,et al. Ocular aberrations and contrast sensitivity after cataract surgery with AcrySof IQ intraocular lens implantation Clinical comparative study. J Cataract Refract Surg,2007, 33(11):1918-1924

60. Pesudovs K. Takagi Glare Tester CGT-1000 for contrast sensitivity and glare testing in normal individuals and cataract patients. J Refract Surg, 2007,23(5):492-498.

61. The definition and classification of dry eye disease: report of the Definition and Classification Subcommittee of the International Dry Eye WorkShop. Ocul Surf,2007,5(2):75-92

62. Oshika T,Okamoto C,Samejima T,et al.Contract consitivity function and ocular higher-order wavefront aberrations in normal human eyes. Ophthalmology,2006,113(10):1807-1812

63. Diaz-Douton F,Benito A,Pujol J,et al.Comparison of the retinal image quality with a Hartmann-Shack wavefront sensor and a double-pass instrument. Invest Ophthalmol Vis Sci,2006,47(4):1710-1716

64. Souza CE,Gerente VM,Chalita MR,et al. Visual acuity,contrast sensitivity,reading speed,and wavefront analysis:pseudophakic eye with multifocal IOL(ReSTOR)versus fellow phakic eye in non-presbyopic patients. J Refract Surg,2006,,22(3):303-305

65. Iskander DR. Computational aspects of the visual Strehl ratio. Optom Vis Sci,2006,83(1):57-59

66. Moreno-Montanes J,Alvarez A,Maldonado MJ. Objective quantification of posterior capsule opacification after cataract surgery,with optical coherence tomography. Invest Ophthalmol Vis Sci,2005,46(11):3999-4006

67. Tam WK,Chan H,Brown B,et al.Comparing the multifocal electroretinogram topography before and after cataract surgery. Curr Eye Res,2005,30(7):593-599

68. Uy HS,Munoz VM. Comparison of the potential acuity meter and pinhole tests in predicting postoperative visual acuity after cataract surgery. J Cataract Refract Surg,2005,31(3):548-552

69. Rosen PN,Kaplan RM,David K. Measuring outcomes of cataract surgery using the Quality of Well-Being Scale and VF-14 Visual Function Index. J Cataract Refract Surg,2005,31(2):369-378

70. Fujikado T,Kuroda T,Maeda N,et al. Light scattering and optical

aberrations as objective parameters to predict visual deterioration in eyes with cataracts. J Cataract Refract Surg,2004,30(6):1198-1208

71. Tanaka Y,Kato S,Miyata K,et al. Limitation of Scheimpflug videophotography system in quantifying posterior capsule opacification after intraocular lens implantation. Am J Ophthalmol,2004,137(4):732-735

72. Bender L,Spalton DJ,Uyanonvara B,et al. POCOman: new system for quantifying posterior capsule opacification. J Cataract Refract Surg, 2004,30(10):2058-2063

73. Spalton DJ. Methods of quantifying posterior capsule opacification. J Cataract Refract Surg,2003,,29(7):1247,author reply-8.

74. Findl O,Buehl W,Menapace R,et al. Comparison of 4 methods for quantifying posterior capsule opacification. J Cataract Refract Surg, 2003,29(1):106-111

75. Davison JA,Chylack LT. Clinical application of the lens opacities classification system Ⅲ in the performance of phacoemulsification. J Cataract Refract Surg,2003,29(1):138-145

76. Kuroda T,Fujikado T,Maeda N,et al. Wavefront analysis of higher-order aberrations in patients with cataract. J Cataract Refract Surg,2002,28(3): 438-444

77. Hanawa T,Fujimoto N,Miyauchi O,et al.Pattern visual evoked cortical potentials predict postoperative visual acuity after cataract surgery in patients with glaucoma. Ophthalmologica,2002,216(3):164-167

78. Koh S,Maeda N,Kuroda T,et al. Effect of tear film break-up on higher-order aberrations measured with wavefront sensor. Am J Ophthalmol, 2002,134(1):115-117.

79. Mori H,Momose K,Nemoto N,et al. Application of visual evoked potentials for preoperative estimation of visual function in eyes with dense cataract. Graefes Arch Clin Exp Ophthalmol,2001,239(12):915-922

80. Tutt R,Bradley A,Begley C,et al.Optical and visual impact of tear break-up in human eyes. Invest Ophthalmol Vis Sci,2000,41(13):4117-4123

81. Sparrow NA,Frost NA,Pantelides EP,et al.Decimalization of The Oxford Clinical Cataract Classification and Grading System. Ophthalmic Epidemiol,2000,7(1):49-60

82. Superstein R,Boyaner D,Overbury O. Functional complaints,visual acuity,spatial contrast sensitivity,and glare disability in preoperative and postoperative cataract patients. J Cataract Refract Surg,1999,25(4): 575-581

83. Martin L. Computerized method to measure glare and contrast sensitivity in cataract patients. J Cataract Refract Surg,1999,25(3):411-415

84. Guirao A,Gonzalez C,Redondo M,et al. Average optical performance

of the human eye as a function of age in a normal population. Invest Ophthalmol Vis Sci,1999,40(1):203-213

85. Tan JC,Spalton DJ,Arden GB. Comparison of methods to assess visual impairment from glare and light scattering with posterior capsule opacification. J Cataract Refract Surg,1998,24(12):1626-1631

86. Cuzzani OE,Ellant JP,Young PW,et al. Potential acuity meter versus scanning laser ophthalmoscope to predict visual acuity in cataract patients. J Cataract Refract Surg,1998,24(2):263-269

87. Hall AB,Thompson JR,Deane JS,et al.LOCS Ⅲ versus the Oxford Clinical Cataract Classification and Grading System for the assessment of nuclear,cortical and posterior subcapsular cataract. Ophthalmic Epidemiol,1997,4(4):179-194

88. Torrents A,Gispets J,Pujol J. Double-pass measurements of retinal image quality in monofocal contact lens wearers. Ophthalmic Physiol Opt,1997,17(4):357-366

89. Cassard SD,Patrick DL,Damiano AM,et al. Reproducibility and responsiveness of the VF-14. An index of functional impairment in patients with cataracts. Arch Ophthalmol,1995,113(12):1508-1513

90. Westheimer G,Liang J. Influence of ocular light scatter on the eye's optical performance. J Opt Soc Am A Opt Image Sci Vis,1995,12(7):1417-1424

91. Steinberg EP,Tielsch JM,Schein OD,et al. The VF-14. An index of functional impairment in patients with cataract. Arch Ophthalmol,1994, 112(5):630-638

92. Westheimer G,Liang J. Evaluating diffusion of light in the eye by objective means. Invest Ophthalmol Vis Sci,1994,35(5):2652-2657

93. Chylack LT,Wolfe JK,Singer DM,et al. The Lens Opacities Classification System Ⅲ. The Longitudinal Study of Cataract Study Group. Arch Ophthalmol,1993,111(6):831-836

94. deWaard PW,JK IJ,van den Berg TJ,et al. Intraocular light scattering in age-related cataracts. Invest Ophthalmol Vis Sci,1992,33(3):618-625

95. Cruz RD,Adachi-Usami E. Quantitative evaluation of electroretinogram before cataract surgery. Jpn J Ophthalmol,1989,33(4):451-457

96. Sparrow JM,Bron AJ,Brown NA,et al.The Oxford Clinical Cataract Classification and Grading System. Int Ophthalmol,1986,9(4):,207-225

97. Christenbury JD,McPherson SD. Potential acuity meter for predicting postoperative visual acuity in cataract patients. Am J Ophthalmol,1985, 99(3):365-366

98. Flamant F. [Distribution of light in the retinal image]. Arch Ophtalmol Rev Gen Ophtalmol,1956,16(1):54-66

附录　英汉专业名词对照表

英文全称	英文缩写	中文名称
best-corrected visual acuity	BCVA	最佳矫正视力
cumulated dissipated energy	CDE	累积释放能量
contrast sensitivity	CS	对比敏感度
contrast sensitivity curve	CSC	对比敏感度曲线
contrast sensitivity function	CSF	对比敏感度函数
coefficient of variation	CV	变异系数
flash electroretinogram	F-ERG	闪光视网膜电图
flash visual evoked potential	F-VEP	闪光视觉诱发电位
glare sensitivity	GS	眩光敏感度
high-speed videokeraoscopy	HSV	高速摄像角膜镜
intraclass correlation coefficients	ICC	组内相关系数
intraocular lens	IOL	人工晶状体
lens opacities classification system III	LOCS III	晶状体混浊分类系统III
mean objective scatter index	Mean OSI	平均客观散射指数
modulation transfer function	MTF	调制传递函数
modulation transfer function cut off frequency	MTF cut off	调制传递函数截止频率
Oxford clinical cataract classification and grading system	OCCCGS	牛津临床白内障的分类和分级系统
optical quality analysis system II	OQAS II	客观视觉质量分析系统II
objective scatter index	OSI	客观散射指数
posterior capsule opacification	PCO	后发性白内障
point spread function	PSF	点扩散函数
potential visual acuity	PVA	视网膜潜视力
Strehl ratio	SR	斯特列尔比
within-subject standard deviation	Sw	组内标准差
tear break-up time	TBUT	泪膜破裂时间
visual function index-14	VF-14	视功能指数量表